1分鐘變鷹眼
3D視力回復法

醫學博士
栗田昌裕

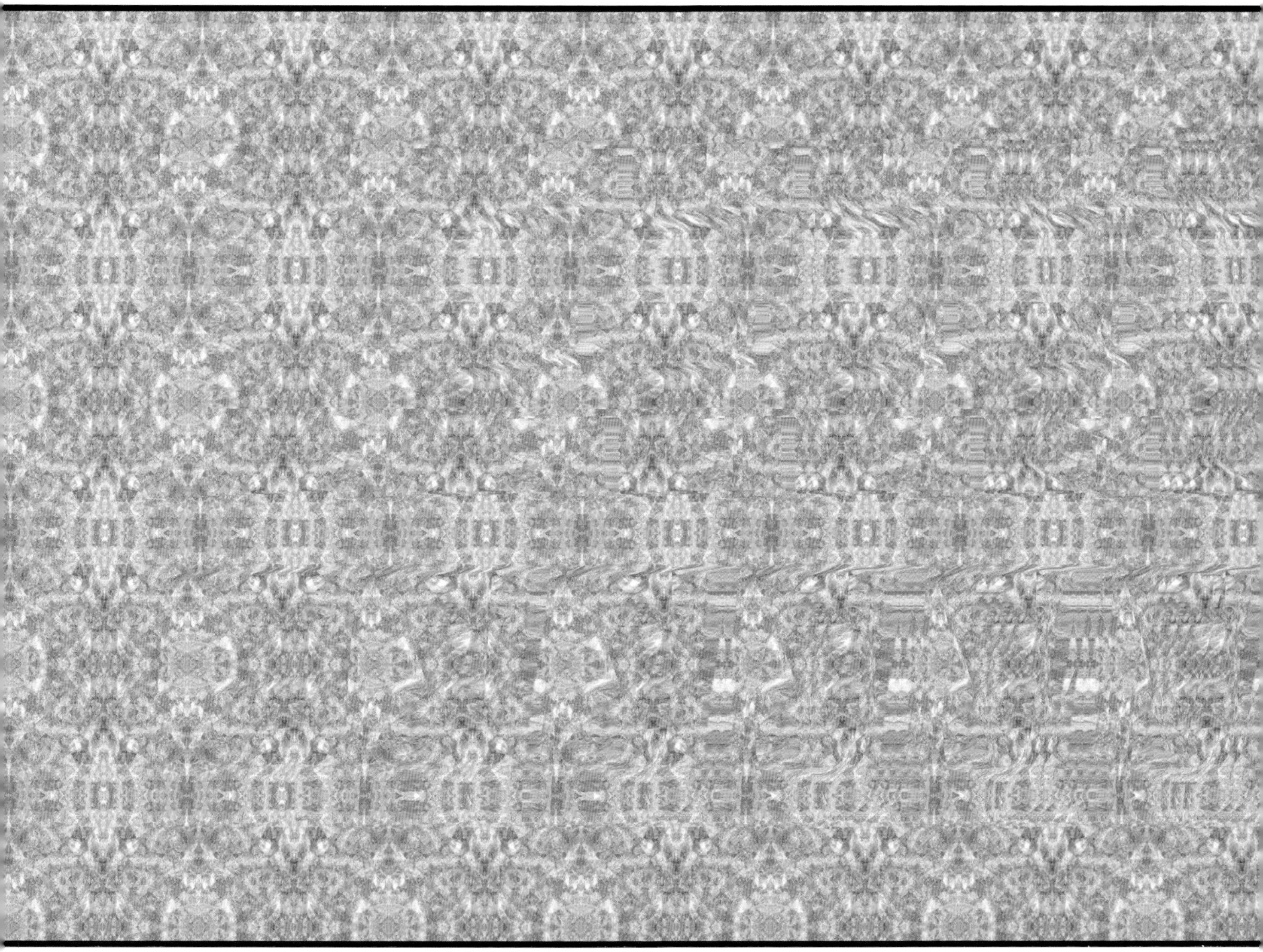

瑞昇文化

前言

用 3D 立體視覺訓練提高眼力 改善視力與智能

眼睛是最優異的感覺器官。來自於四周圍的情報有8成是從眼睛而來的。眼睛確實可以說是情報來源的正面入口。

那樣的眼睛運作通常透過「視力」來捕捉。眼睛運作的重點是，通過眼睛獲取的情報由大腦解析，發揮知（智能的略稱）的情報處理能力。

說到這裡，我將「看」的運作及包含智能相關運作，以「眼力」這一個名詞來表現。本書就是提高那樣的「眼力」，也期待結果能夠改善「視力」的一本著作。

我從1987年開始提倡栗田式能力開發法，以速讀法為中心的能力改善技術，指導超過6萬人以上。在那個體系裡包含為了提高眼力而進行的3D立體視覺訓練，已經確認有以下的五大效果以及視力改善的效果。

第一個是「自律神經調和效果」。這是將左右視線的角度藉由各式各樣的移動，經由瞳孔或其他反射神經到達自律神經，再朝著自律神經調整的方向前進的效果。

第二個是「眼部肌肉的均等使用效果」。這是藉由均衡地使用上下、左右、對角的3對眼部肌肉、改善眼球肌肉的變形，有改善眼睛疲勞、肩頸酸痛、頭痛的效果。

第三個是「視野的均等使用效果」這是藉由想像的方式將視野擴大，讓大範圍的情報進入腦部、活化腦部的運作，有提高身體或精神活動的效果。

第四個是「內部空間的確立效果」。這是將處理立體影像的腦部區域活性化，讓腦部生成更高次元的運作，有提高影像描寫能力與空間直觀能力的效果。

第五個是「內部空間的擴大效果」。這是在腦中已經確立的立體空間上，再將精神活動的空間「擴大充實」，讓心境變得更加延伸、情感沉著、未來的展望更加開闊，有湧現出希望與勇氣的意欲效果。

這是由進行了10週左右的3D立體視覺訓練的集團裡，與治療前相比較的視力回復資料所得來的結果。

藉由以上這5點的加乘效果，風景看起來變得更加立體、更加鮮明、更加清晰。再來，想像力也更發達、影像記憶也更鮮明，人生也可以活出好幾倍的快樂與樂趣。

3D立體視覺訓練是藉著鍛鍊眼力的同時，目的在獲得前述5個種類的效果。

1天1分鐘的鍛鍊就有成效。但是，3D立體視覺要眼力平均分配到各個角落才能完整地浮現，請仔細地確認。當然，這裡有許多的範例，要是看過幾張圖後就能夠抓到所要的平衡效果啦！結束之後要是殘留疲勞感的人，那就是眼睛用力過度了。要是在目標對象上平均的分配眼力，就不會殘留疲勞感。當然訓練過度也會殘留疲勞感，請特別注意！

希望本書能在維持眼睛與身心的舒適狀態度過每一天上，提供給讀者一些幫助。

栗田　昌裕

藉由 Miracle eye 改善視力的構成。

要解出本書的問題，必須要學會3D立體視覺。這個3D立體視覺分成2個階段，第1階段是調節視線、讓圖像正確地傳到大腦＝眼球階段。第2階段是將已經傳到大腦的圖像解讀成立體的影像＝腦的階段。

1. 藉著 3D 立體視覺訓練改善眼球階段的變形或緊張

首先關於「眼球階段」。文字或圖像等等的光線情報，通過稱為水晶體的鏡片抵達視網膜。這時，光線也正抵達視網膜稱之為黃斑的區域，下意識地調節了稱為眼部肌肉的部位。被稱為黃斑的區域在整個視網膜當中是個識別力相當優異、但卻非常狹窄的場所。這個場所稱之為中心視野，那以外的場所則稱為周邊視野。如果以中心視野持續地觀賞物體，這裡的三對眼部肌肉處在持續調節的緊張狀態，就會引起眼睛疲勞。此外，眼部肌肉動作時，脖子與肩膀的肌肉也同時動作，也會併發頸部酸痛或肩膀酸痛。

另外，在閱讀書籍的時候自然地與文字保持著近距離的焦點，這時候調節焦距、稱之為毛樣體的肌肉會持續過度的緊張，在動作限制下會產生假性近視等等的視力減低。

如同這些，將「眼球階段」的變形或緊張運用3D立體視覺訓練特有的周邊視野、或視線的角度調節，能夠改善而讓眼部肌肉柔軟地運作。藉由上述就能獲得「前言〈P2〉」所介紹的第一與第二的效果。

2. 改善腦部階段，回復視力

緊接著說明「腦部階段」。進入視網膜的情報，通過視神經抵達位於大腦後方稱為視覺區的部份。進入視覺區的情報首先會抵達第一視覺區。第一視覺區就如同將抵達視網膜的情報映照在螢幕上的區域，這個時候對於看到的情報是什麼還不明。進入第一視覺區的情報經由特徵上的分解，分散到周圍擁有更高水準的情報處理的可能領域。這時，由過去所累積的知識或經驗相對照進行綜合判斷。其結果，可以判別出初次見到的東西是何物，3D立體視覺也是在這個階段成立。在這裡重要的是，這個腦部階段一旦改善、情報分析的識別能力也會改善、視力也會改善。藉由上述就獲得「前言〈P2〉」所介紹的第三、第四、第五的效果。

此外，要改善腦部階段的話，「能夠善用左右的視野來進行3D立體視覺」以及「不只中心視野、連周邊視野的立體圖像也能清楚地看見」這兩點特別的重要。

在 miracle Eye 裡
有平行法與交叉法 2 種觀賞方式

A. 交叉法〈Cross-Viewing〉

剛好將視線交錯在
雙眼到圖像距離的中間點

在3D立體視覺的方法裡有2種觀賞方式。其中之一是交叉法〈Cross-Eye Viewing〉。另一個則是平行法〈Parallel Viewing〉。首先來介紹交叉法的觀賞方式。用交叉法觀賞的重點是，將視線集結在觀賞圖像的中心視野並且交錯的觀賞方式。想像雙眼往眉心靠近，右眼看往圖像左側、左眼看往圖像右側。此時視線理所當然正好在雙眼與圖像的中心處交錯。完成交錯的視線後維持這個狀態眺望圖像。此時，大腦會將由左右雙眼進入的圖像融合，將對象圖解析成立體的圖像。運用交叉法觀賞時，對象物看起來向內部凹陷才是正解。

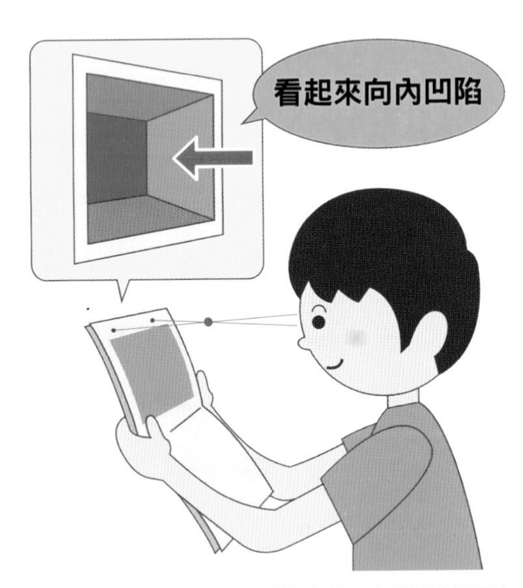

想像雙眼靠近，右眼看往圖像左側、左眼看往圖像右側。在習慣之前可以用右眼看往左邊的輔助點、左眼看往右邊的輔助點，抓抓看那個感覺吧！

B. 平行法（Parallel Viewing）

在圖像的背後放置假想的 1 點
將焦點聚集在那 1 點上

接著是平行法的觀賞方式。與交叉法相對比地是右眼看往圖像的右側、左眼看往圖像的左側。想像著圖像與中心視野集結的視線呈現平行的狀態。但是，要用這一種觀賞方式必須在圖像的背後放置假想的1點，如同遠眺那一點的方式觀賞。這個視線要是正確地完成的話，藉由大腦的運作會把圖像融合，將對象圖解析成立體的圖像。此外，運用平行法觀賞時，對象物看起來向前突出才是正解。此時對象物要是看起來向內凹陷呈現不同圖像時，就是沒有配置正確的視線。或者，也可能是焦點沒有集結在假想的1點上。

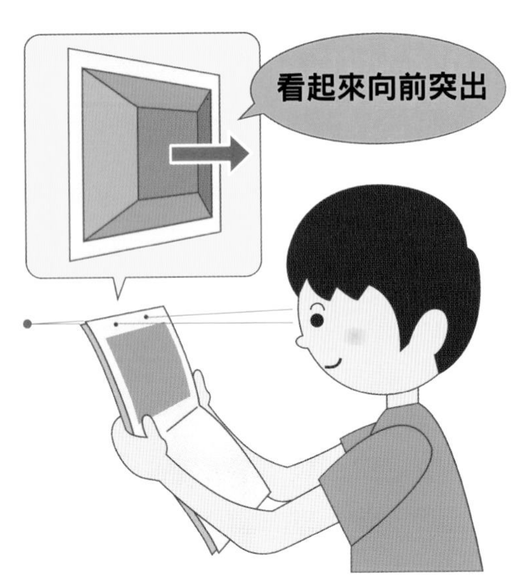

以右眼看往圖像的右側、左眼看往圖像的左側遠眺圖像。要是正確地集結視線，立刻就會呈現立體圖像。

有效地活用輔助點
享受 3D 立體視覺的樂趣吧！

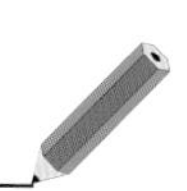

輔助點看起來呈現 3 點時 3D 立體視覺就會呈現

本書中，初級篇、中級篇的問題全都有附上輔助點。輔助點用交叉法或平行法任一種方式觀賞皆有效果，在習慣之前請盡可能地活用，熟練3D立體視覺吧！熟練了之後再挑戰沒有輔助點的高級篇吧！

A. 交叉法〈Cross-Viewing〉的情況

❶ 運用食指讓視線集中

讓視線集中是交叉法的重點。首先單手拿著書本，將另一隻手的食指擺在與書本相距的中間點。將視線看往食指時，自然就會集中。位在食指背後的輔助點看起來如同週邊視野時，將食指慢慢地往下降。此時，輔助點在右邊的視野成2點、在左邊的視野也成2點，合計共看見4個點。

輔助點看起來成 4 個點！！

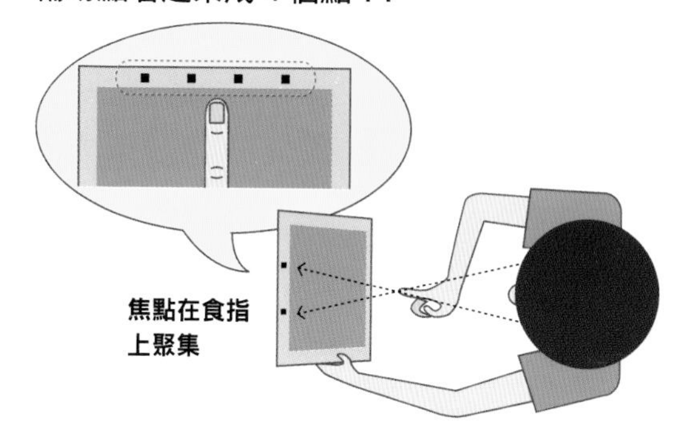

❷ 將輔助點變成 3 個

視線聚集在食指尖的狀態下，將手指前後稍微移動。也就是將書本與手指的距離拉近或者拉遠。此時，在週邊視野的後方所見的4點的中間2點，看起來應當會左右地移動。這時手指一面前後地移動，一面尋找內側2點重疊的位置。背後的4點順利地重疊成3點時，3D立體視覺就會成立了。

將輔助點看起來成 3 個點！！

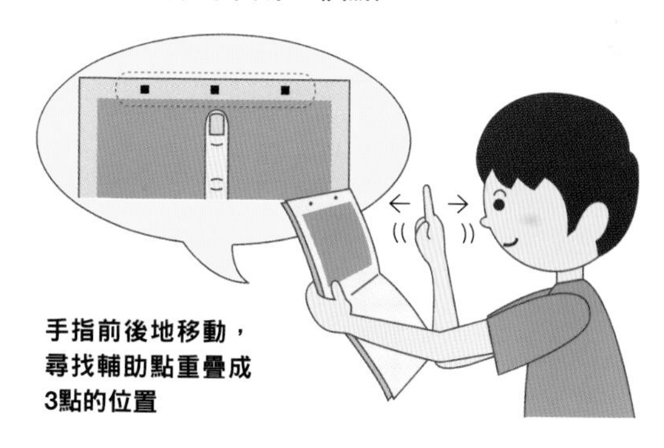

❸ 慢慢地只將食指移開

搜尋到輔助點準確地形成3點的位置後，視線保持原來的狀態，只有將食指慢慢地移到視野之外。視線的意識一旦停留在食指上，一旦食指移開的同時、視線也會跟著移開，因此將視線意識到輔助點上。輔助點成3點而食指移開視野後，以這個狀態將視線朝向圖像的話，對象物看起來就是立體的。剛開始的時候食指多會將視線奪走，不斷地挑戰直到習慣為止是很重要的。

以輔助點成 3 點的狀態
觀賞圖像是重點！！

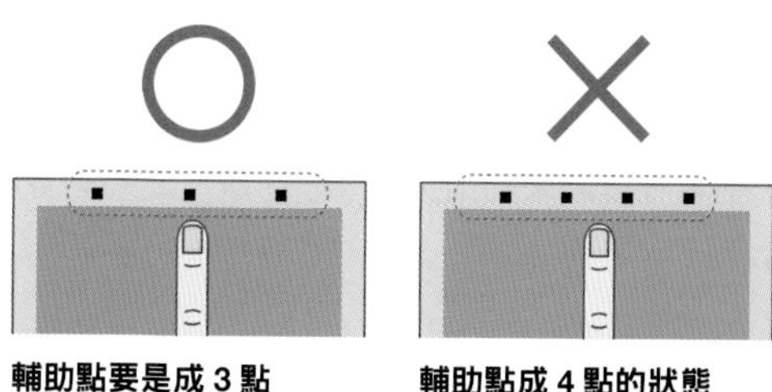

輔助點要是成 3 點
3D 立體視覺就會成立

輔助點成 4 點的狀態
3D 立體視覺不成立

B. 平行法（Parallel Viewing）的情況

❶ 將焦點聚集在圖像的背後

用平行法觀賞時的重點是，在圖像的背後配置一個想像的點、並將焦點聚集在那一點上。並非在圖像的表面，而是意識到深處、模糊地遠眺的景象。這一視線要是正確地完成，就跟使用交叉法時相同，左右的視野各自對到2個輔助點，合計共見到4個點。但是，視線跟使用交叉法時的方式可是完全不相同。

輔助點看起來成 4 個點！！

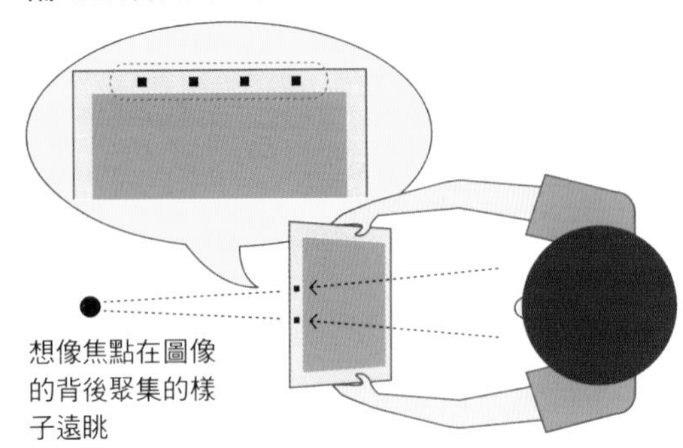

❷ 將輔助點變成 3 個

輔助點變成 4 個之後，將書本前後地移動。此時，在週邊視野所見的4點的中間2點，看起來應當會左右地移動。跟交叉法的方式相同，將內側的兩點恰好地重疊讓輔助點看起來成3點，可以說3D立體視覺就這樣成立了。要是書本移動後，反讓視線回復成原來的情況，就試著前後擺頭的方式看看！

將輔助點看起來成 3 個點
前後地移動頭部或書本！！

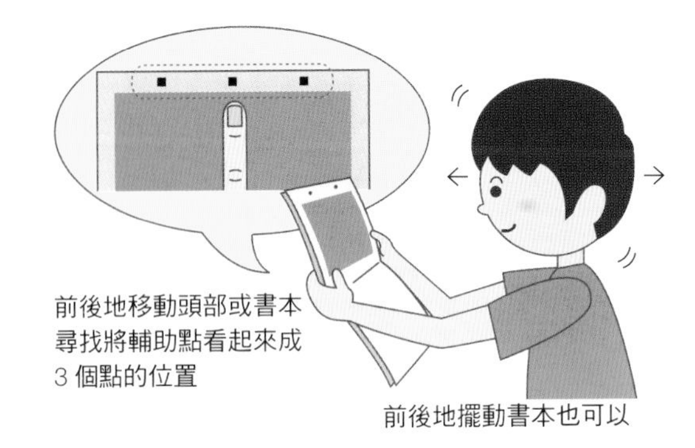

❸ 將視線轉回到圖像捕捉整體畫面

輔助點看起來成整齊的3個點時，將朝向想像中某一點的視線拉回來捕捉整體圖像。這時，如同在心中祈禱著可以看見立體圖像，大腦就會將對象物以立體的樣子呈現。由於是使用平行法，看起來應當是向前突出。要是看起來向內凹陷的情況，那是用交叉法的方式看到的圖像，請試著再一次從頭開始挑戰吧！

以輔助點成 3 點的狀態
觀賞圖像是重點！！

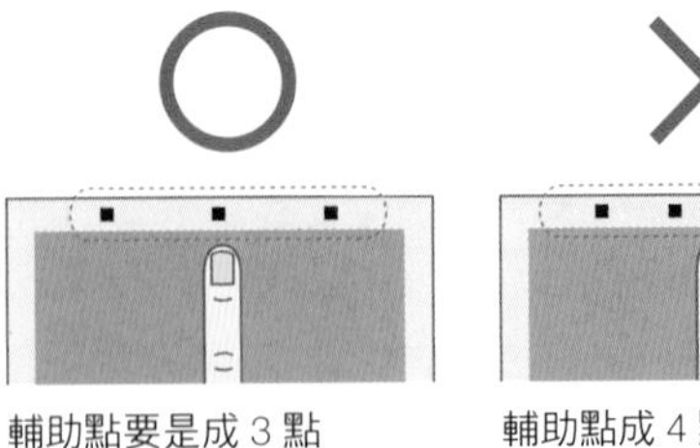

輔助點要是成 3 點
3D 立體視覺就會成立

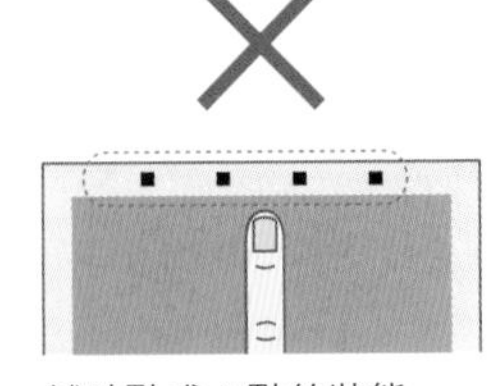

輔助點成 4 點的狀態
3D 立體視覺不成立

POINT

輔助點看起來是這種感覺

輔助點看起來如同右邊的圖像成整齊的 3 個點時，3D 立體視覺就會成立

- **即使稍微的錯開、看起來成4個點時，3D立體視覺就無法成立。**
- **內側的2個點要是上下錯開時也無法成立，所以平行地觀賞書本是相當重要的。**

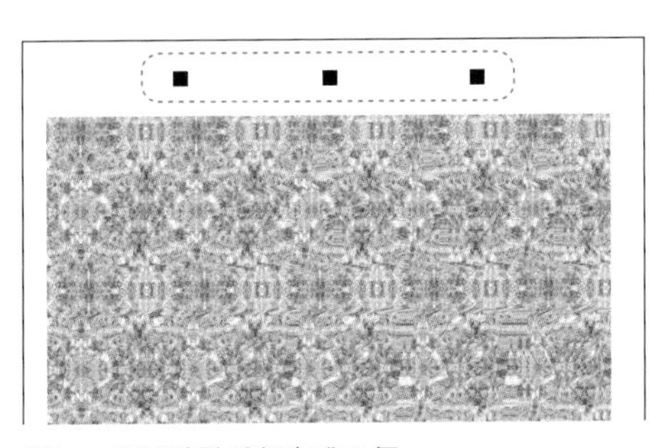

增加 1 個輔助點看起來成 3 個

要是無法順利觀賞的情況時……試著嘗試接下來的方法看看吧！

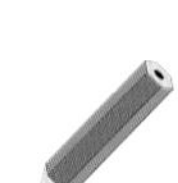

1. 交叉法就是學會「鬥雞眼」

要更快速地熟練交叉法的方法，就是學會「鬥雞眼」。要是學會了鬥雞眼，就等同於熟練了交叉法。要抓住鬥雞眼感覺的方法是，把食指擺在雙眉之間、將焦點在指尖會合的方法。用這個方法抓住鬥雞眼的感覺，試著挑戰交叉法看看吧！

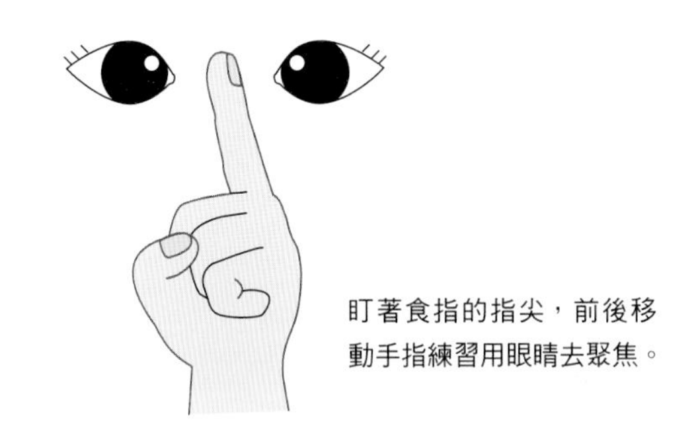

盯著食指的指尖，前後移動手指練習用眼睛去聚焦。

2. 將焦點聚集在作為標記的目標物上

前面的頁數雖然已經介紹過平行法的觀賞方式，要是無法順利觀賞的情況時，請嘗試接下來的方法。運用平行法最重要的是，將焦點聚集在圖像前方（背後）中想像的某一點上。但是，這個「想像的某一點」是不是非常困難呢？因此，在圖像的背後設置一個實際存在的目標物、並將焦點聚集在上面。

首先雙手拿著書本，拿到臉的前方。接著將視線望向輔助點，保持這個狀態向上移動將視線從書本移開。以這個狀態越過書本，將電視或時鐘等任何可以成為記號的東西設定為目標物，將焦點聚集在他上面。這時，在週邊視野看見的輔助點看起來成4個點。這個狀態與第6頁介紹的①的狀態相同。

在這個狀態下將書本前後移動，在週邊視野裡所見的4個點看起來也正在移動。一面將書本前後移動、一面將4個點中間的兩個點整齊地重疊成3個點，那裡就是3D立體視覺可以成立的視線所在的位置。要是前後移動書本也無法將輔助點整變成3個點時，嘗試著變換目標物看看吧！

輔助點成3個點時，把視線降到書本上。將目光變成如同捕捉整體圖像一般，「祈禱著」可以形成立體圖像時，大腦就會將圖像解析成立體圖像呈現出來。在習慣以前，將視線往下移動時視線也許會跑掉，要是不斷地挑戰自然就能夠完成的。

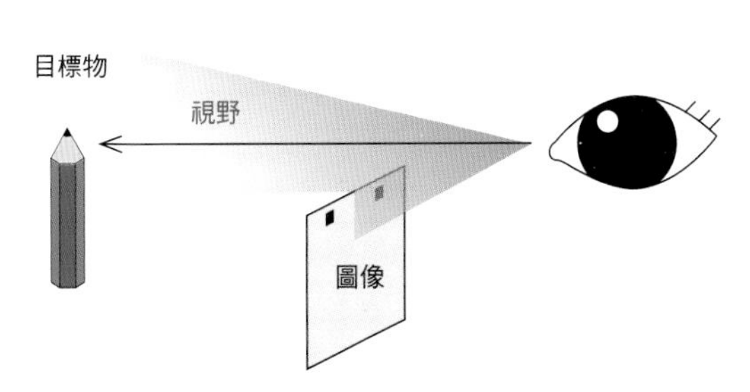

將對象物放在 2m 前方，用注視它的感覺觀賞圖像。

遇到困擾時的 Q&A

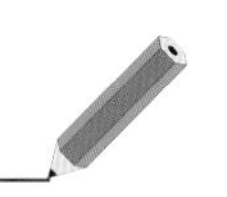

Q 輔助點一旦成 3 點時，移動視線卻立刻回到原來的狀態。是否有解決的方法呢？

A 如同第3頁所述，3D立體視覺有調節視線將圖像傳遞到大腦的第一階段，以及大腦將圖像解析成立體圖像的第二階段。雖然視線調節時將意識集中在視野的中心點，但大腦解析的時候不得不將意識擴大到週邊視野。因此，請抱持著將圖像納入視野整體的印象，不斷地反覆練習。

Q 雖然看得見突出的圖像，但是看起來跟解答的形狀不同，那是為什麼呢？

A 看起來跟解答的形狀不同時，是因為輔助點沒有形成3個點。換言之，就是視線調節的角度不同的緣故。在平行法的情況時，請改變眼睛跟圖像間的距離再次挑戰看看！在交叉法的情況時，鬥雞眼的方式較容易觀察，要是不拿手可以考慮使用。不論哪一種方式，皆要不斷地反覆練習實踐，掌握「觀賞要點」是很重要的。

Q 進行 3D 立體視覺訓練時，一天當中哪一個時間帶是最適合的？

A 雖然任何一個時間帶都可以期待有相同的效果，但我最喜歡的時間是早上。那是因為在一天的活動開始之前，不只活動到眼睛與大腦，同時也能達到暖身運動效果的緣故。晚上進行時也能期待有不同的效果。在睡覺前以放鬆的狀態下訓練時，能調整眼睛及頭部的狀態，能夠在舒適的心情下入眠。

Q 看起來向內凹陷與看起來向外突出是如何形成的呢？

A 我們看見的影像是大腦計算由左右兩眼看見影像之間的距離，以整體的整合性來解析後成為看見的空間。在3D立體視覺的情況，假設圖像原本是實際存在的東西，我們看見的是假想的影像。換言之，不同距離看得見各自對應交叉法或平行法的假想影像，所以才會看見向內凹陷或向外突出的影像。

Q 帶著普通的隱形眼鏡或眼鏡時，不拿下來可以進行訓練嗎？

A 帶著隱形眼鏡或眼鏡的人，維持這種狀態實際操作看看吧！因為帶著隱形眼鏡或眼鏡的人，已經習慣看見平常眼睛或大腦描繪的形狀或文字的狀態，自然會進行調節。因此，以如同平常生活的狀態，從最短時間開始進行吧！

Q 近視的情況下，交叉法或平行法哪一個效果比較可以期待呢？老花眼的情況也請說明。

A 近視眼也好、老花眼也好，用兩種方法觀賞可以說都是令人滿意的。因為，不論哪一種情況都要將調節的幅度增廣，也就是說必須要提高焦點自由自在的調節能力。若是要更進一步加強，近視者的情況以平行法為中心進行吧！因為近視的其中一項原因是靠得太近觀賞所導致。老花眼的情況則是相反，因為比較難以聚焦，請以交叉法為中心來進行吧！

Q 長時間持續鍛鍊是好的嗎？此外，盡可能持續地鍛鍊會有效果嗎？

A 3D立體視覺是以整體視野正確地捕捉到而形成，那樣的自體調節一旦可以迅速地進行，即使只有進行1分鐘的3D立體視覺訓練，也能期待十分鐘的視力回復效果。因此，雖說長時間持續進行，無意義的冗長時間是沒有意義的。以正確的方法，在不會出現疲勞的時間內實踐吧！

Q 要看完直到最後一題才能結束嗎？再看一次還能期待有效果嗎？

A 3D立體視覺的訓練是將眼睛與大腦，以不同於平常的方式使用才有意義。因此，相同的問題反覆地觀賞也十分有意義。此外，3D立體視覺的觀賞法中有「曖昧」、「中度」、「高度」3個階段，請以高水準的觀賞方式反覆地挑戰吧！平行法或交叉法兩方全部都見過是非常重要的。

初級篇

Beginner class

初級篇為了讓大家習慣miracle eye，因此是即使初學者也能輕易解答的問題。看不見的情況時請使用輔助點，抓住看得見的感覺。此外，因為在所有的問題上都記載有推薦的觀賞法（交叉法•平行法），一開始用建議的方法觀賞吧！

Q 練習問題

A 解答

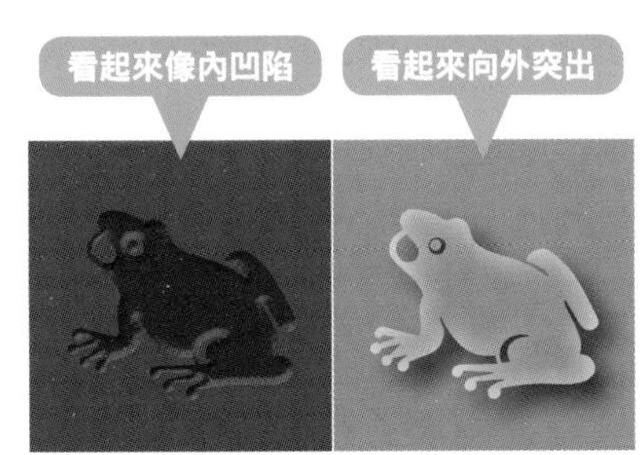

用交叉法觀賞的情況　用平行法觀賞的情況

用交叉法與平行法練習看看吧！

用交叉法觀賞的情況時、解答看起來向內凹陷，用平行法觀賞的情況時、解答看起來向外突出。無法順利地觀賞時，回到第5頁的觀賞法再次確認後，請試著再度挑戰！在不斷挑戰的過程中抓住訣竅，就能順利觀賞了。

在初級篇中有以下7個問題。
將謎題化為3D立體視覺、答案就會浮現出來了。
請跟著miracle eye一起猜謎、還能帶著樂趣觀賞。

- Q01　A white shark
- Q02　Of who eyes
- Q03　Golden neon
- Q04　The carp of red and white
- Q05　A fruit boy's friend
- Q06　The peel of an orange
- Q07　An old hut

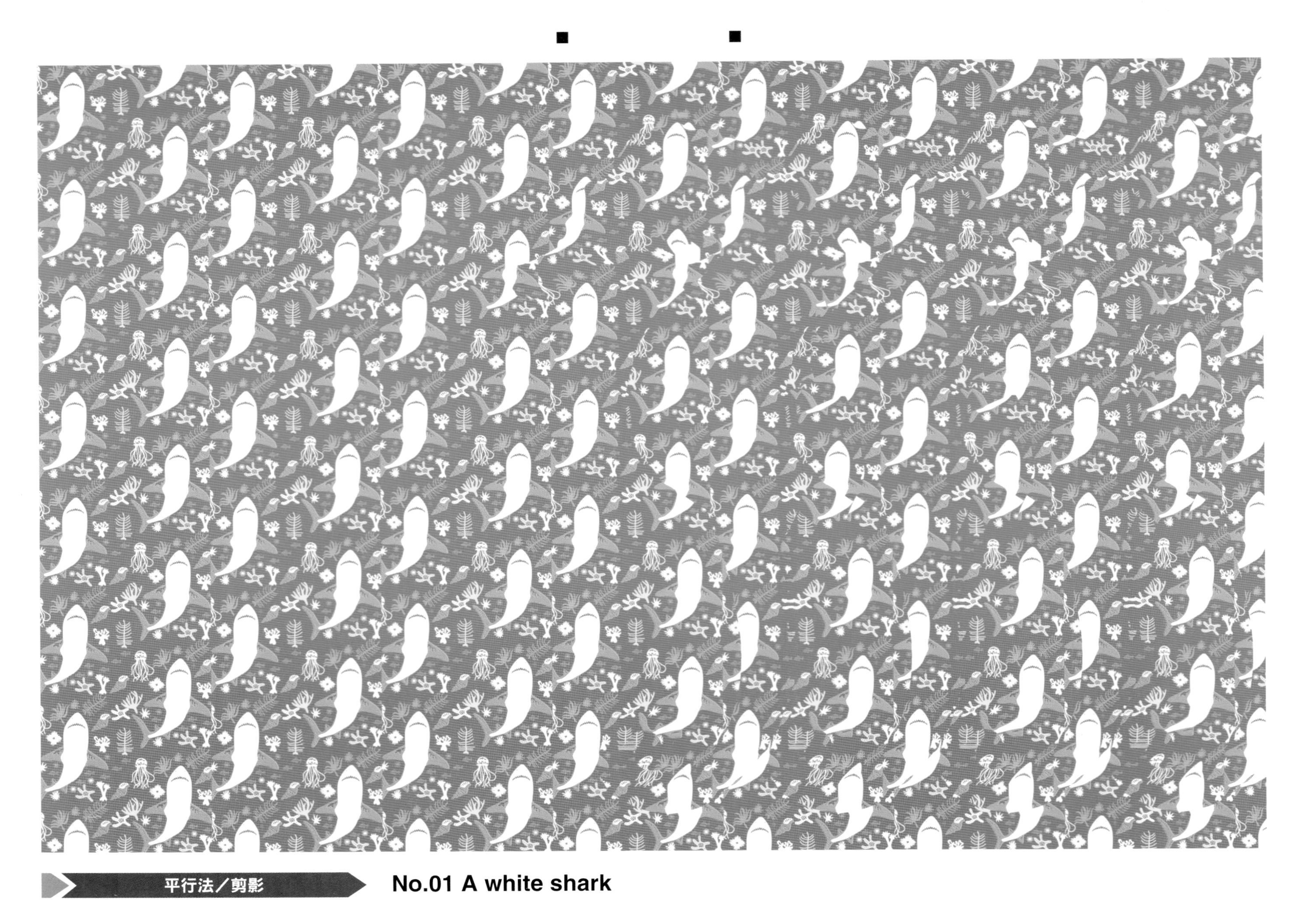

平行法／剪影

No.01 A white shark

看起來從圖像的中心向外突出、生活在海裡的動物圖形到底是什麼呢？

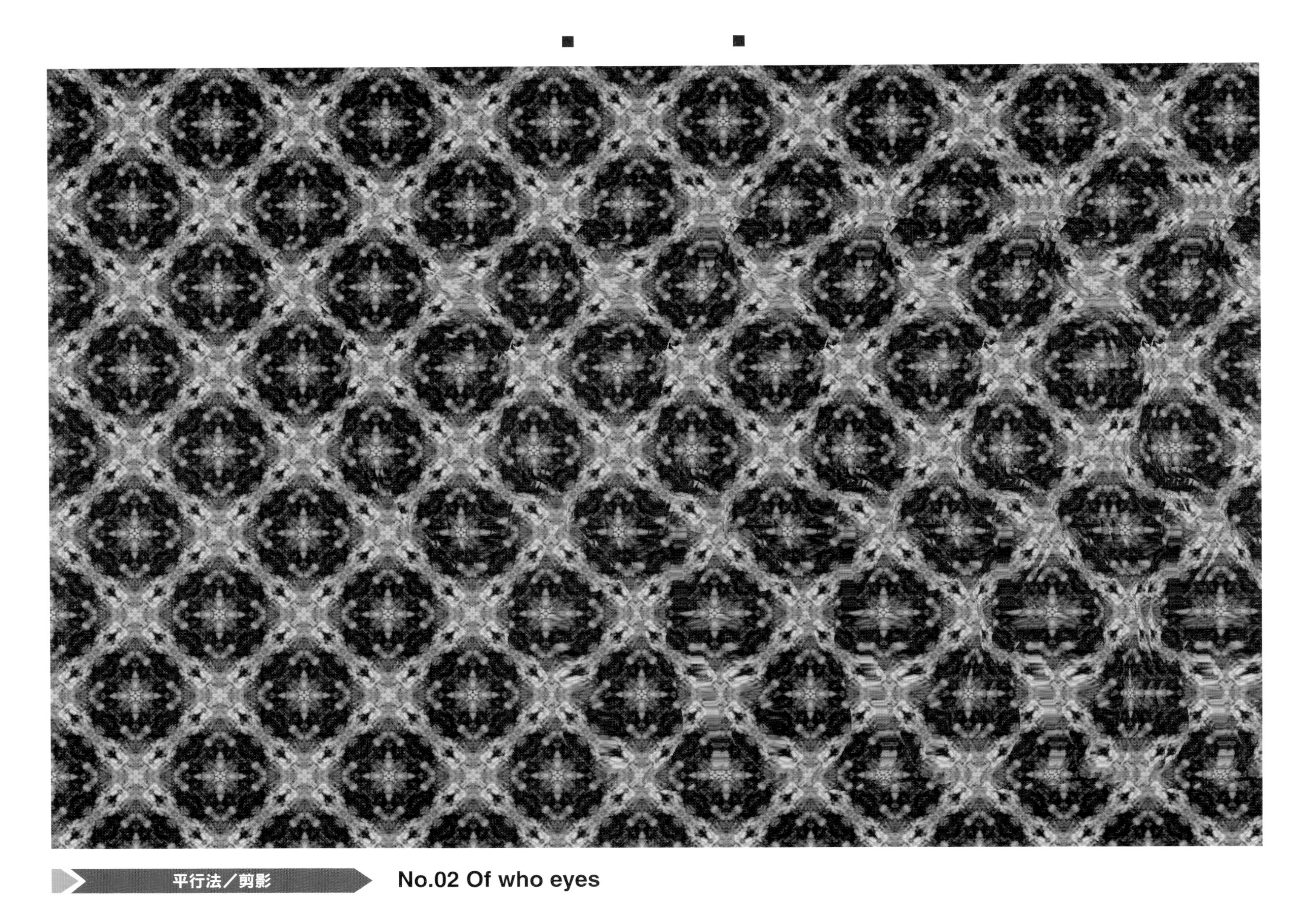

平行法／剪影

No.02 Of who eyes

看起來從圖像的中心向外突出、跟沙漠相配的動物圖形到底是什麼呢？

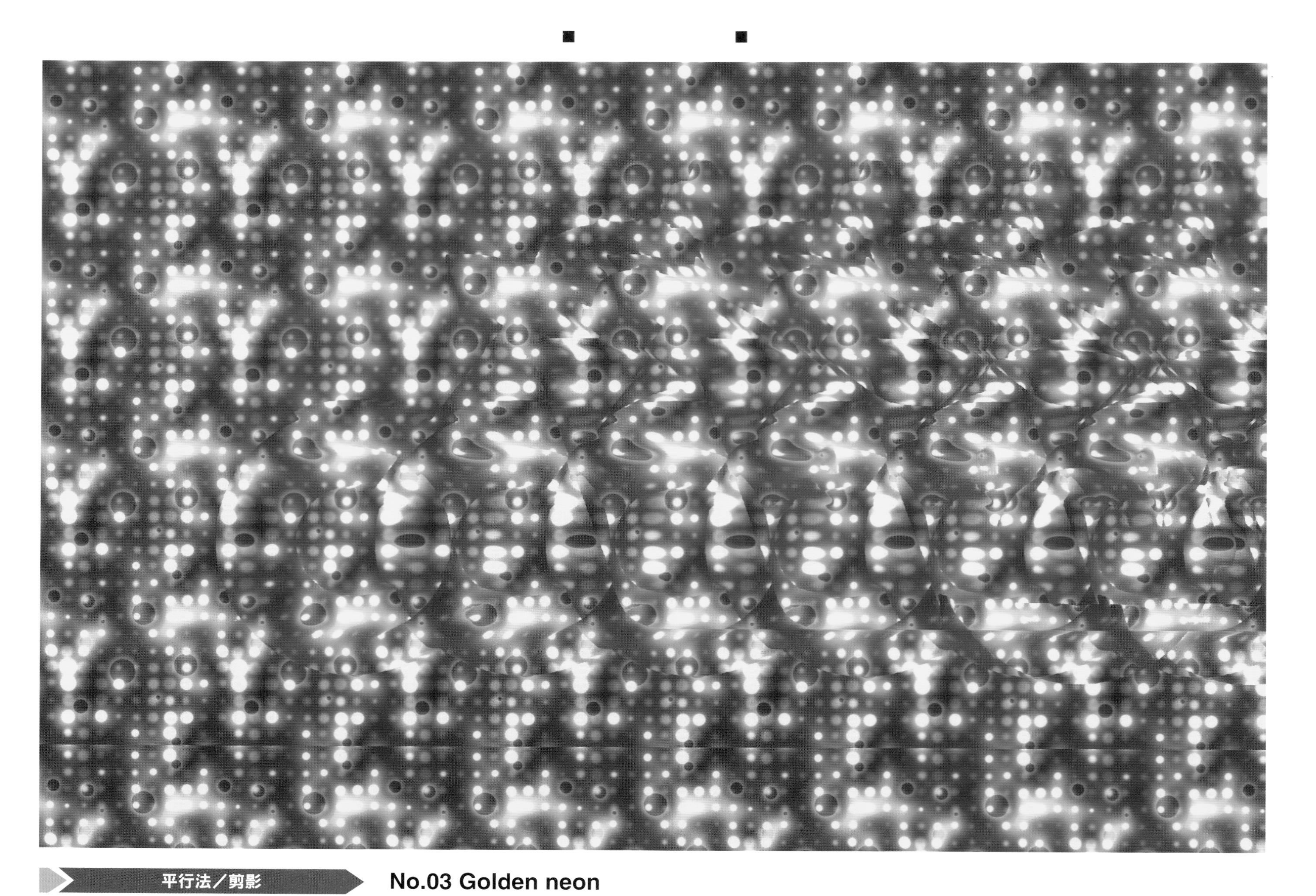

平行法／剪影

No.03 Golden neon

看起來從圖像的中心向外突出、可以感受到乘風快感的交通工具圖形到底是什麼呢？

平行法／剪影

No.04 The carp of red and white

誰總是脫掉乾衣服換上濕衣服呢？

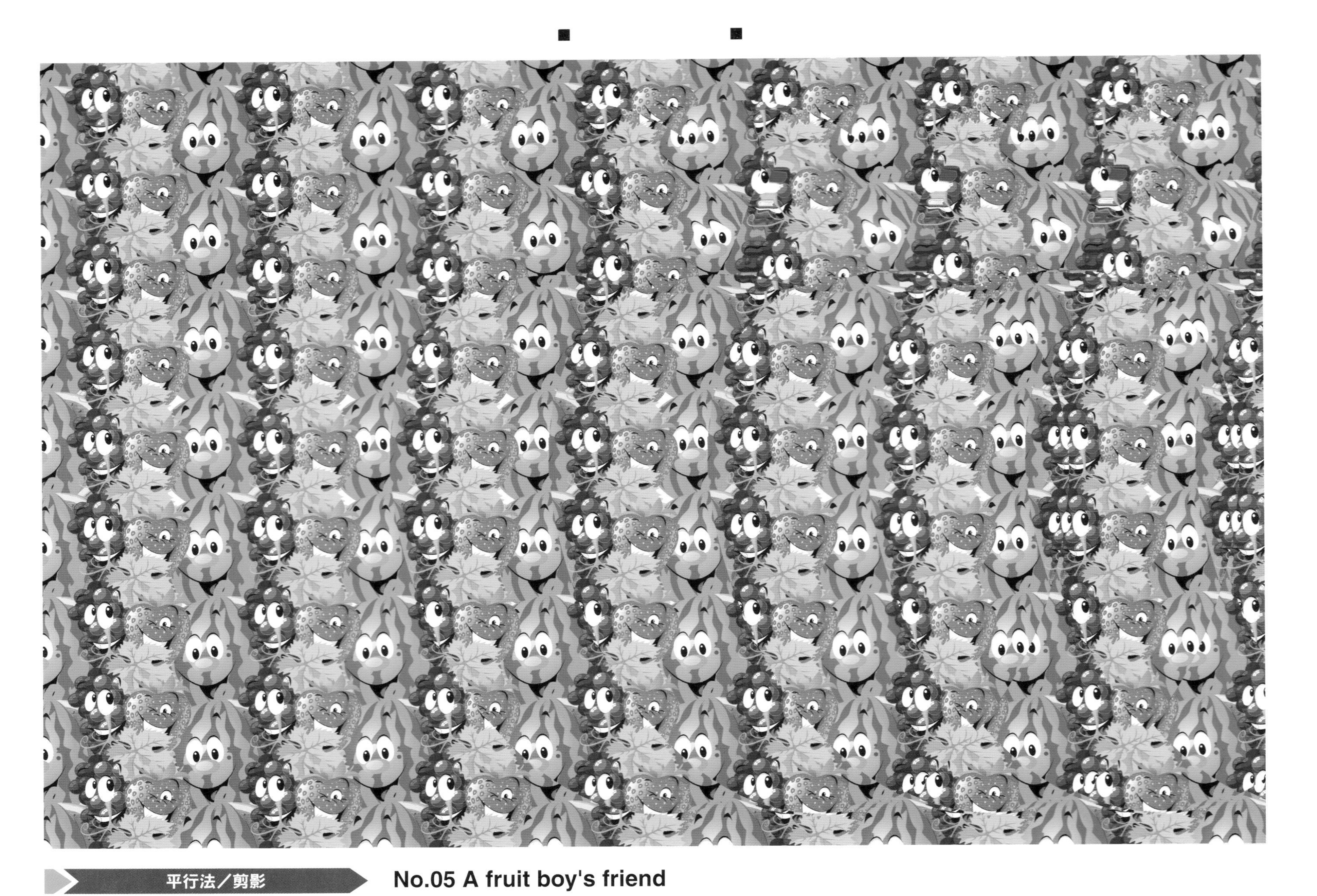

平行法／剪影

No.05 A fruit boy's friend

看起來從圖像的中心向外突出、水果的圖形到底是什麼呢？

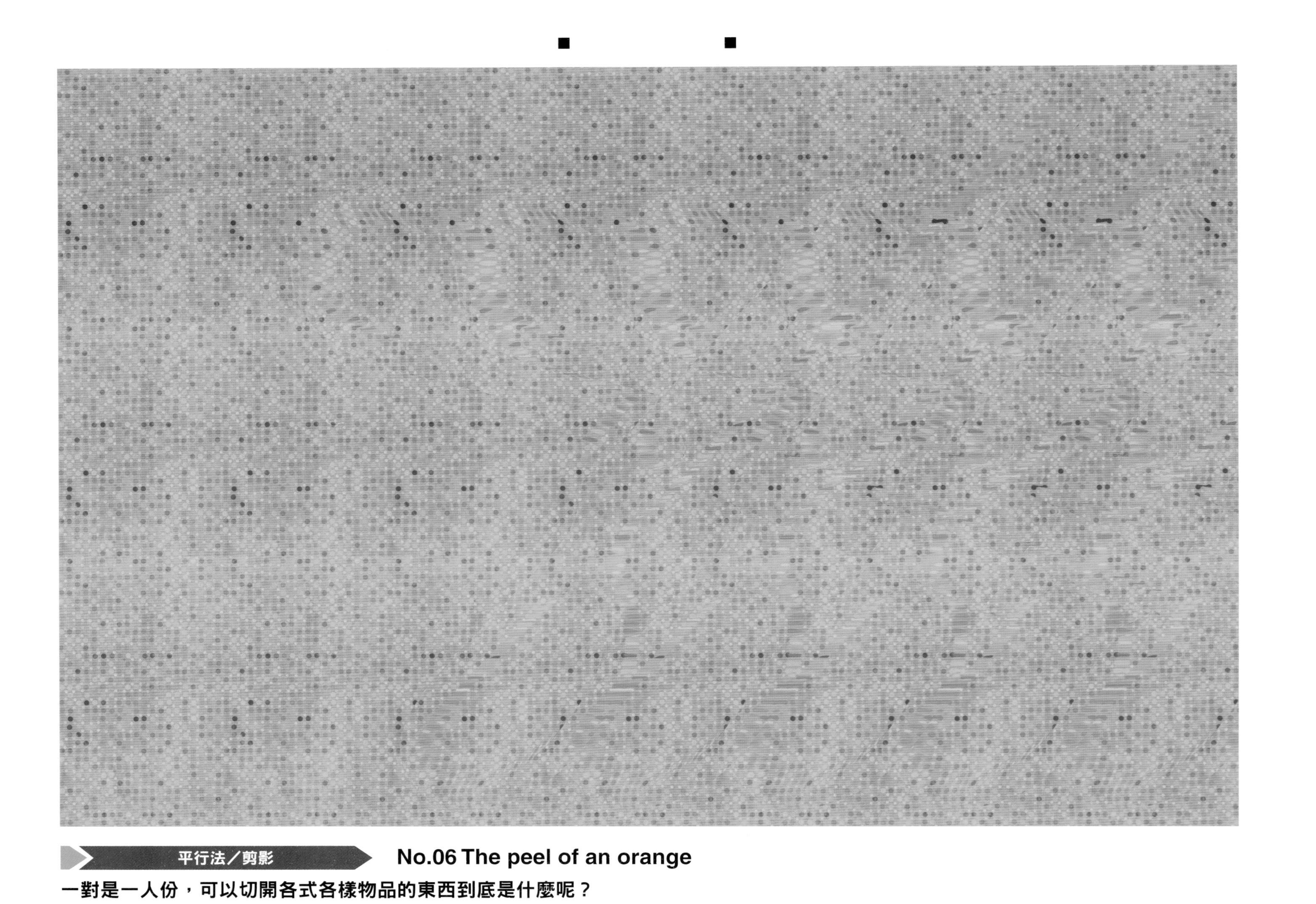

平行法／剪影

No.06 The peel of an orange

一對是一人份，可以切開各式各樣物品的東西到底是什麼呢？

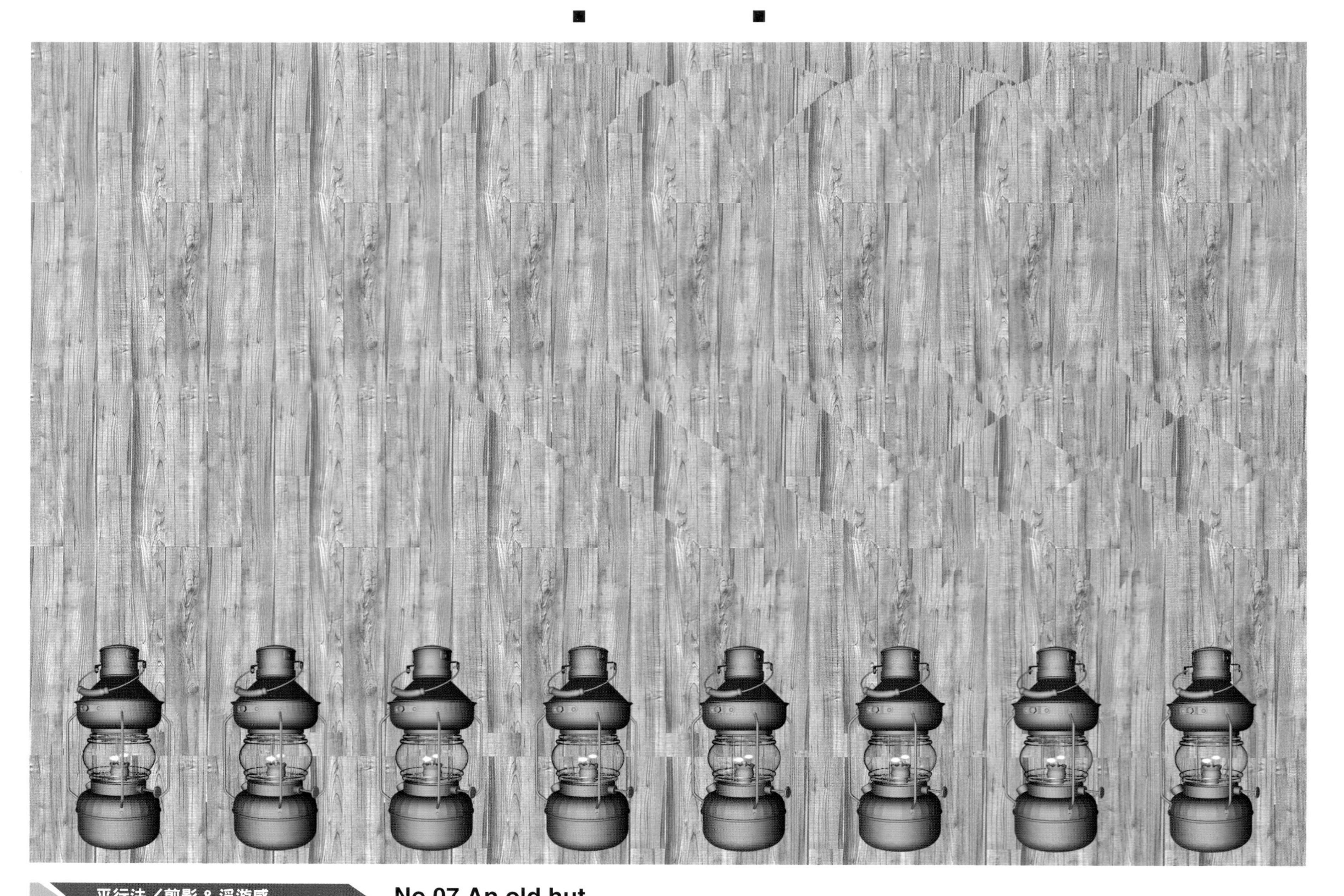

平行法／剪影 & 浮游感

No.07 An old hut

油燈看起來向外突出，接著在圖像的上方點燃什麼東西呢？

中級篇

Intermediate class

在中級篇當中，有配置在圖像上、看起來向外突出的物體的問題。請盡情的享受這些圖像的浮游感。在大家來找碴的問題中，運用交叉法來觀賞就能夠簡單地找出其中的不同點。不論哪一種問題，請在享受樂趣的同時挑戰看看吧！

Q 練習問題

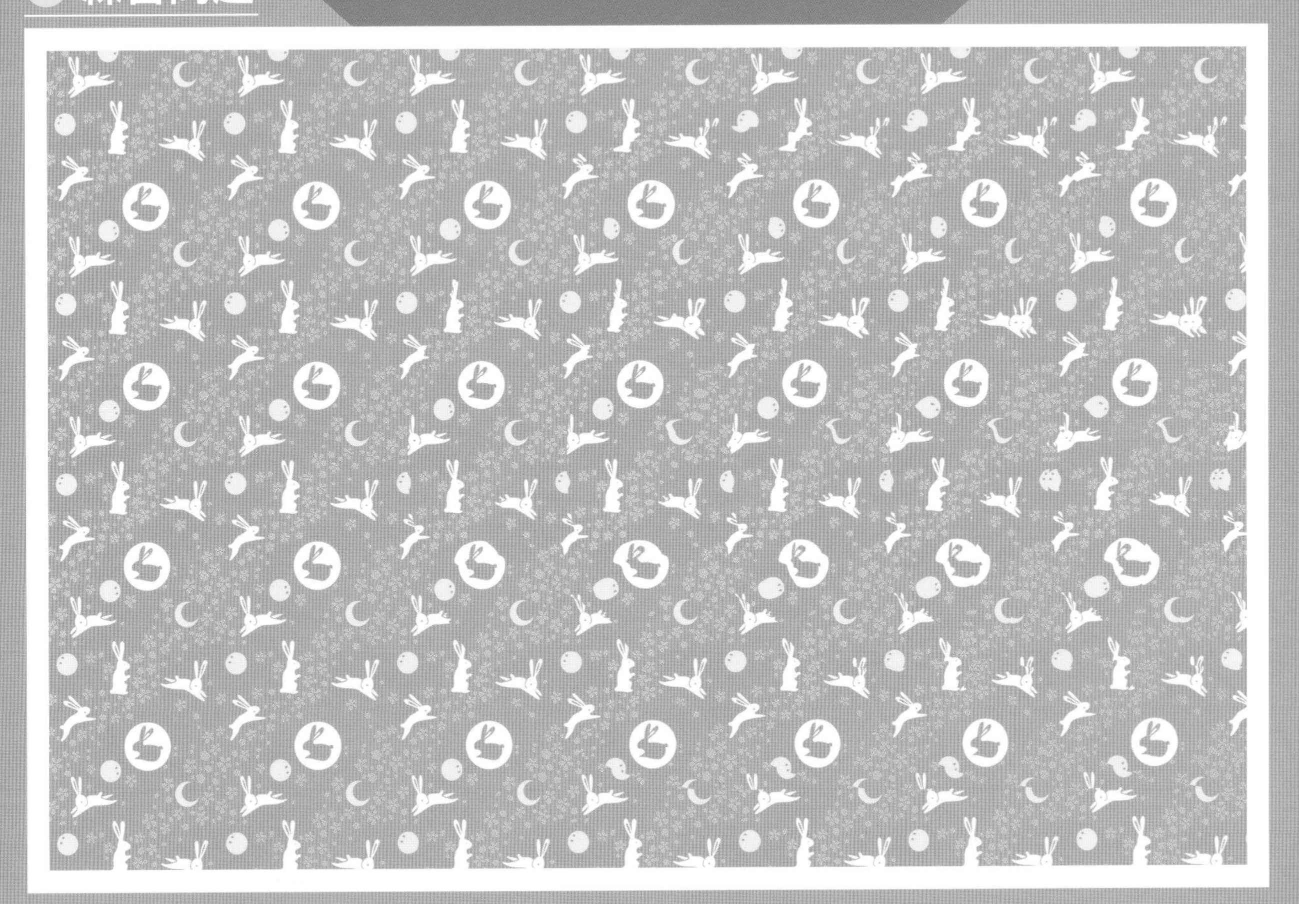

A 解答

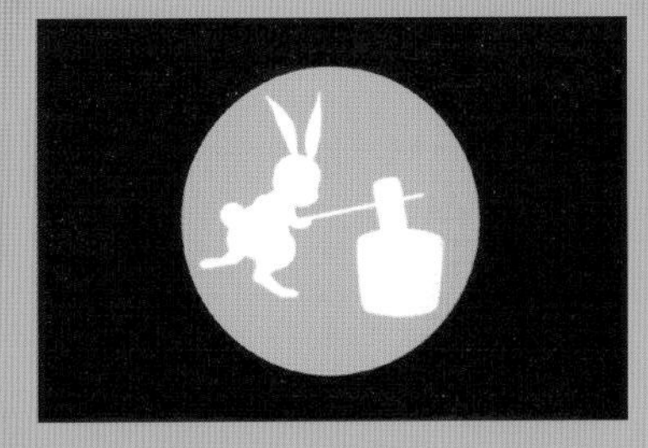

這一頁的 miracle eye 的解答

在中級篇中有以下 12 個問題。No,09、11、19 是能夠享受到 CG〈譯註 1〉浮游感的問題。用平行法或交叉法任一種方式挑戰看看吧！在大家來找碴的問題中，運用交叉法來觀賞就應當能夠簡單地找出其中的不同點。

Q08 A meeting of a cat
Q09 DNA
Q10 The live hall
Q11 The room is illuminated
Q12 忠臣藏十一段目夜討之圖〈譯註 2〉
Q13 拾穗〈譯註 3〉
Q14 Monkey pod
Q15 東海道五十三次：岡崎宿〈譯註 4〉
Q16 日本趣味〈譯註 5〉
Q17 The carriage of a fancy
Q18 Treasure hunting
Q19 On a tiger

譯註 1：電腦圖形圖像 (computer graphic) 的略語，一般來說，純電腦制作的畫面和動畫都可以稱 CG，比如遊戲的動畫、電腦製作的卡通影片等。
譯註 2：原文為忠臣 十一段目夜討之 。浮世繪，是日本江戶時代末期的浮世繪大師歌川國芳的作品。
譯註 3：(Des glaneuses)。是法國巴比松派畫家尚 - 法蘭索瓦 · 米勒最著名的作品之一
譯註 4：浮世繪，畫師歌川廣重的名作之一，描繪日本舊時由江戶（東京）至京都所經過的 53 個宿場（相當於驛站），即東海道五十三次的各宿景色。
譯註 5：原文為 La Japonaise。是法國印象派大師莫內（Claude Monet）的作品，以莫內妻子卡蜜兒為主角的創作油畫。

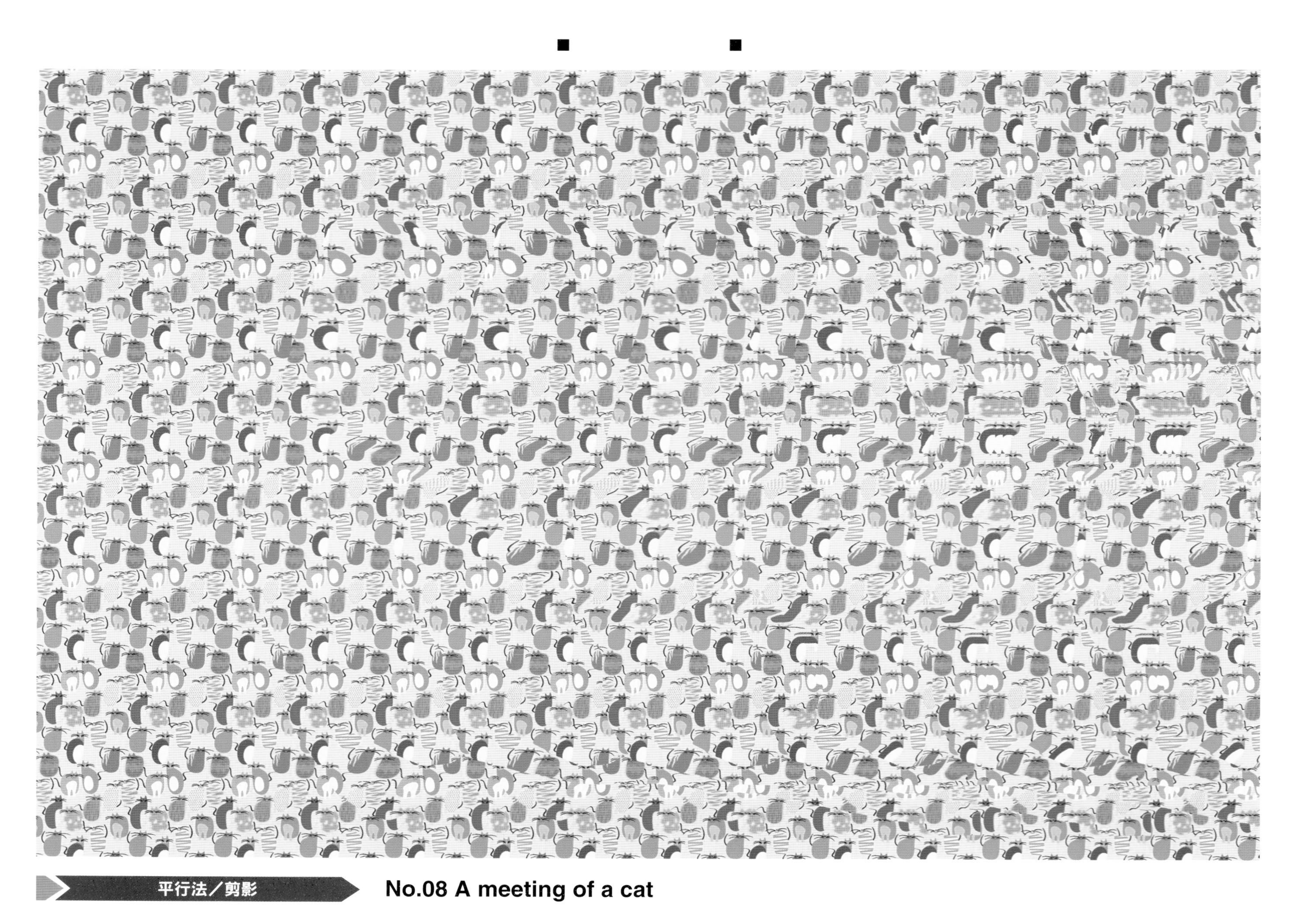

平行法／剪影

No.08 A meeting of a cat

圖像中藏有貓咪的形狀。到底有幾隻呢？

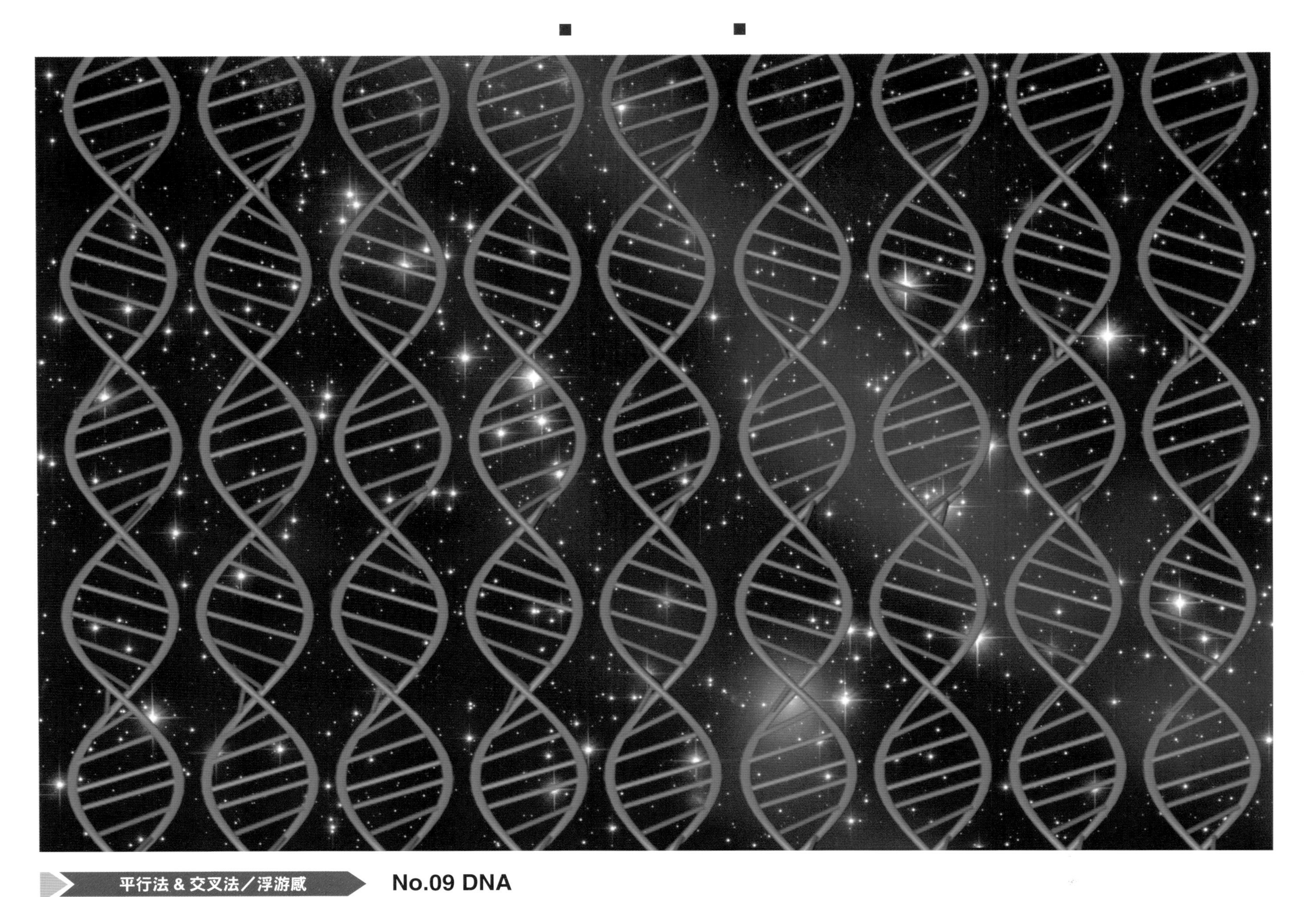

平行法 & 交叉法／浮游感

No.09 DNA

不論是用平行法或交叉法任一種觀賞方式，都能看得見 DNA 浮現。

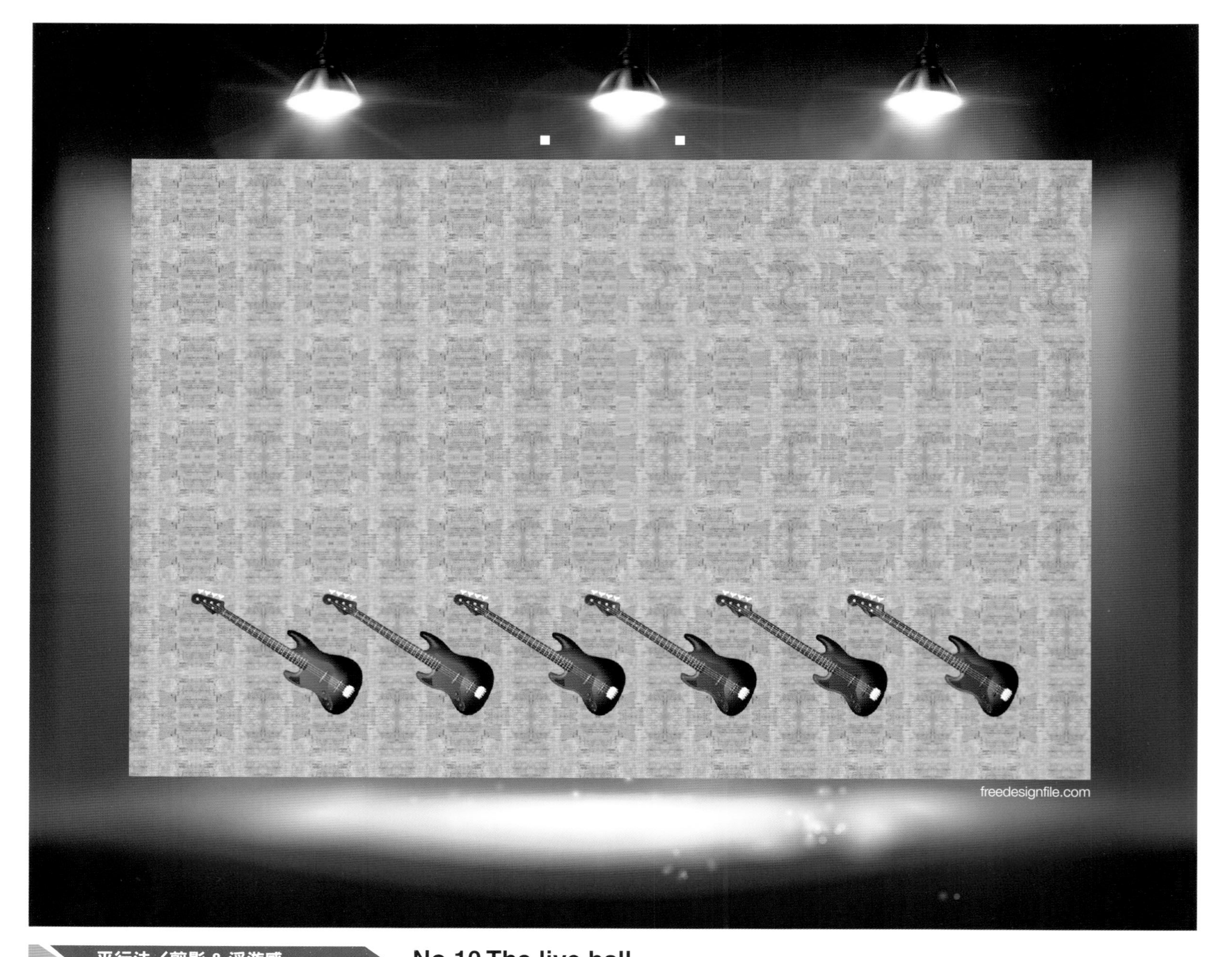

平行法／剪影 & 浮游感

No.10 The live hall

吉他看起來向外突出，接著在圖像的上方突出什麼形狀呢？

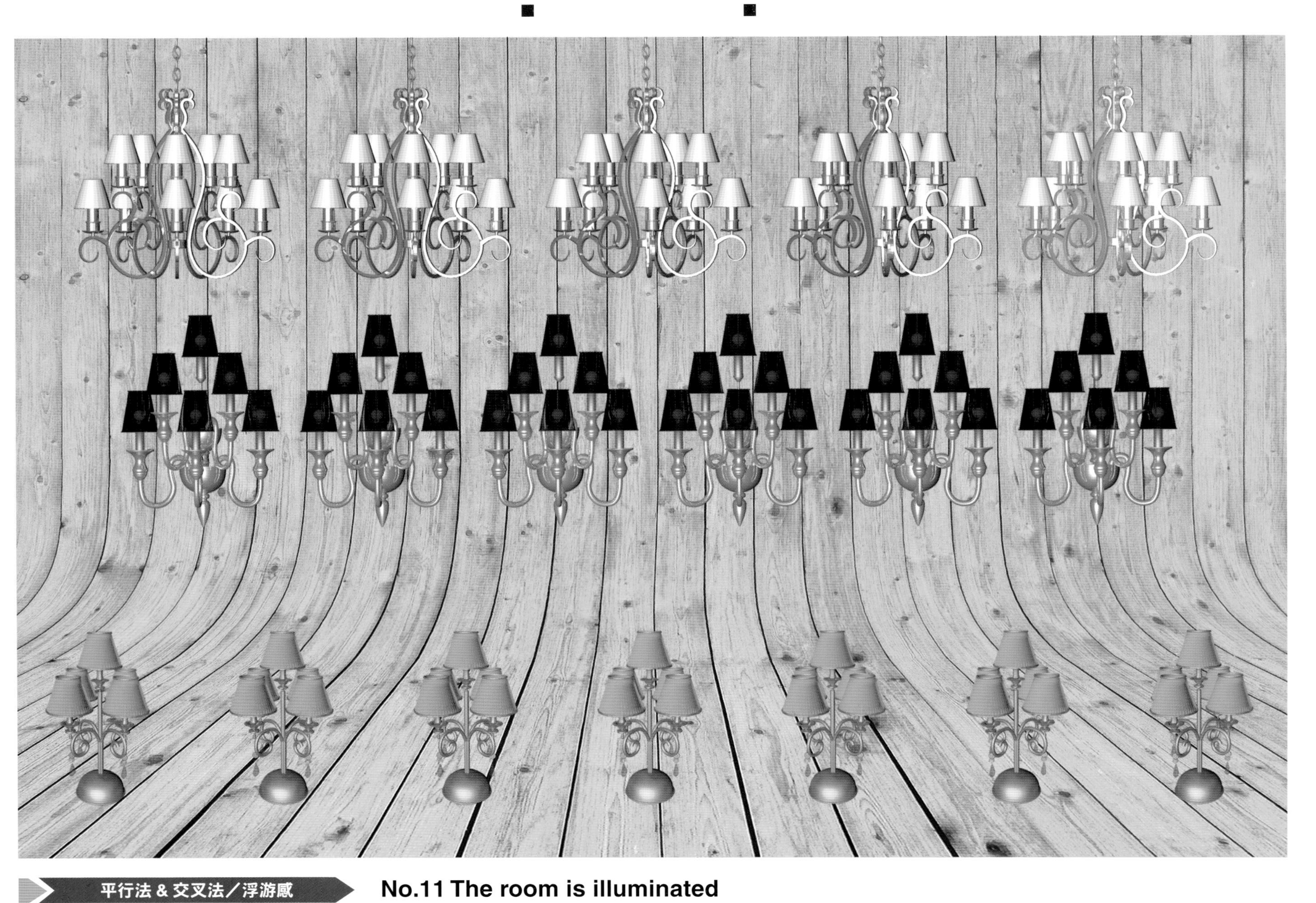

平行法 & 交叉法／浮游感

No.11 The room is illuminated

不論是用平行法或交叉法任一種觀賞方式，都能看得見 3 種燈具浮現。

大家來找碴的觀賞方式

在大家來找碴的問題當中，用交叉法來挑戰看看吧！用交叉法觀賞時，因為兩眼朝著眉心將左右的圖像往中心移動直到圖像重疊，當左右的圖像恰好合在一起時，畫面相異的地方看起來會一閃一閃地忽明忽暗、向外突出的樣子。

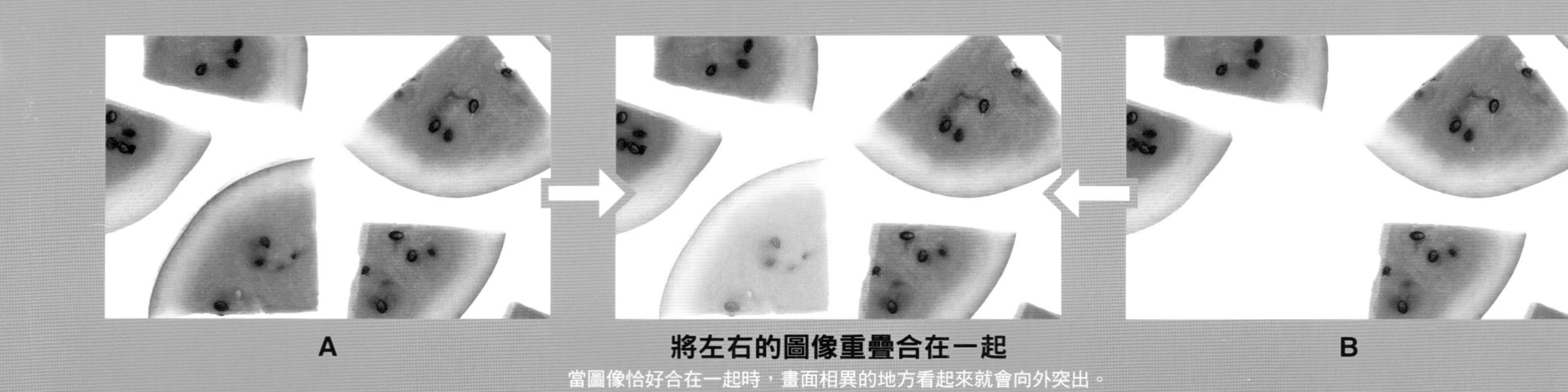

A　　將左右的圖像重疊合在一起　　B

當圖像恰好合在一起時，畫面相異的地方看起來就會向外突出。

A

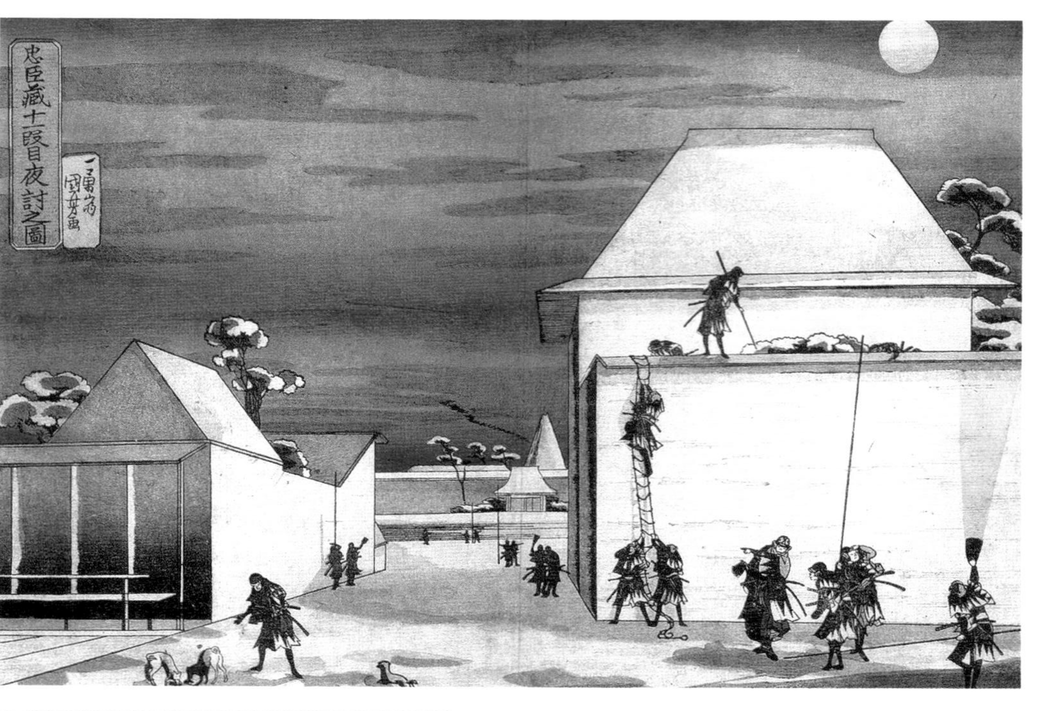

B

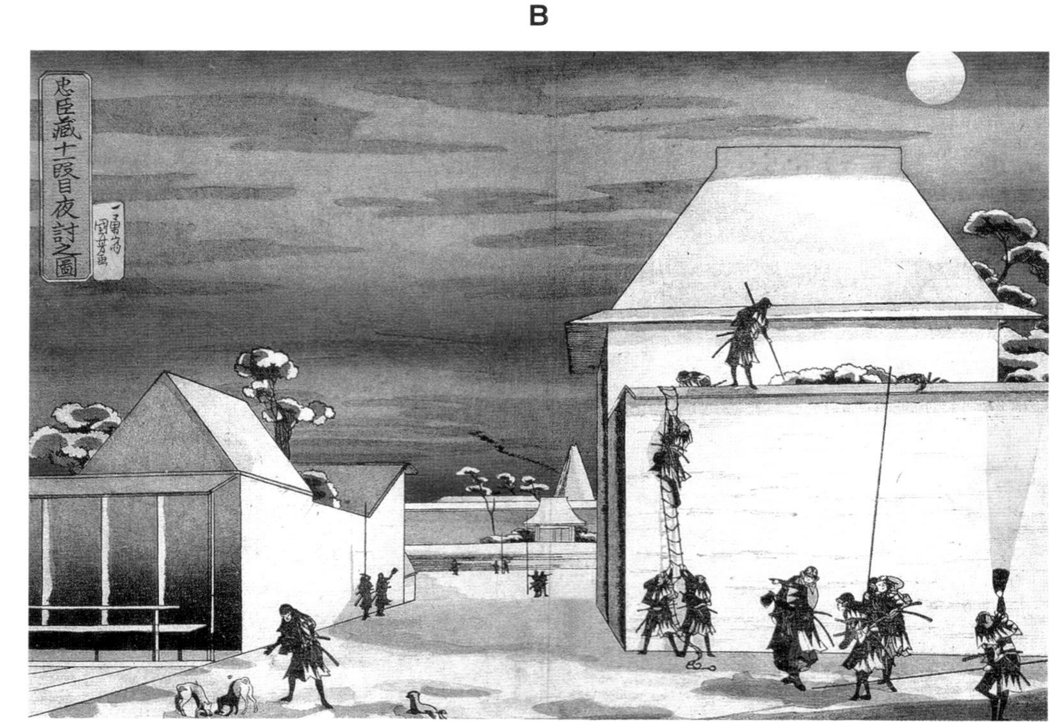

交叉法／大家來找碴

No.12 忠臣藏十一段目夜討之圖　歌川國芳

找找看 3 個相異處吧！除此之外，A 圖或 B 圖哪一幅才是真跡呢？

A

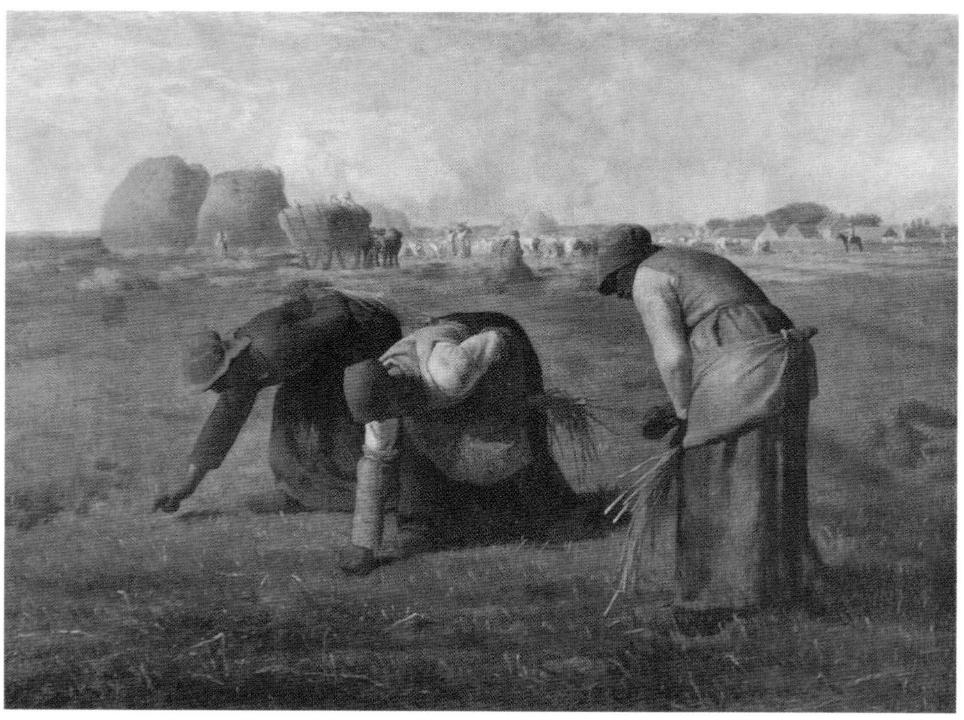

B

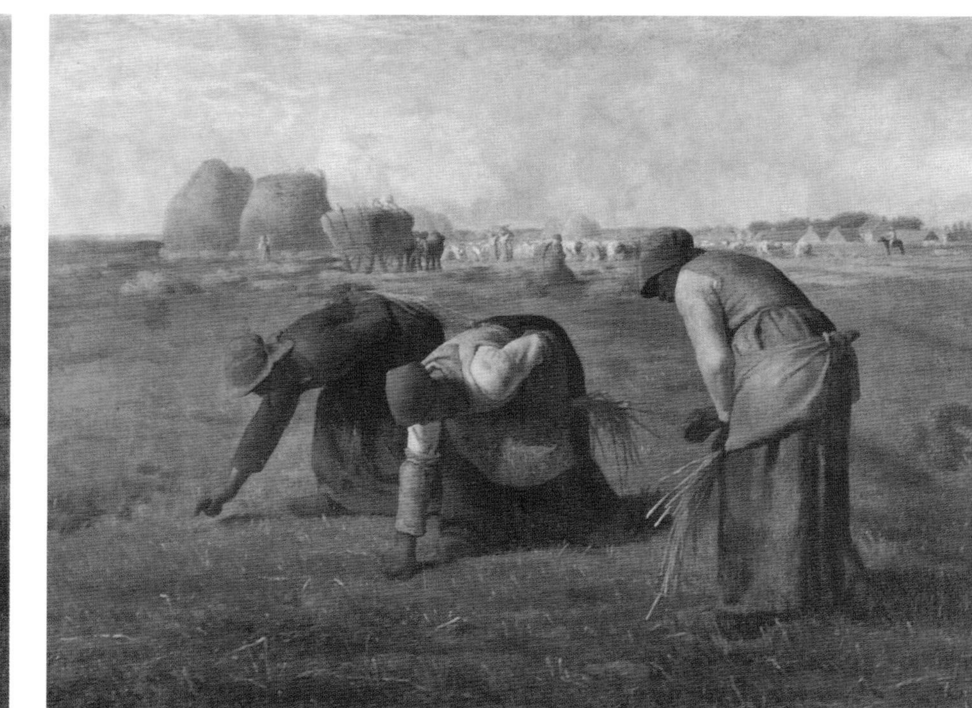

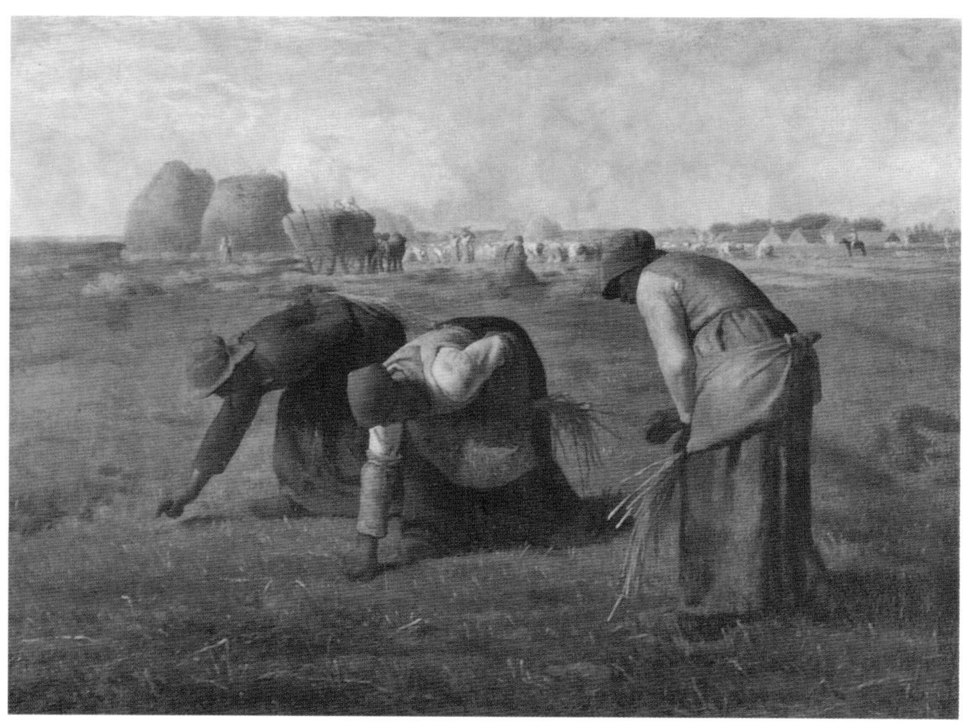

交叉法／大家來找碴

No.13 拾穗 尚 - 法蘭索瓦 · 米勒

找找看 3 個相異處吧！除此之外，A 圖或 B 圖哪一幅才是真跡呢？

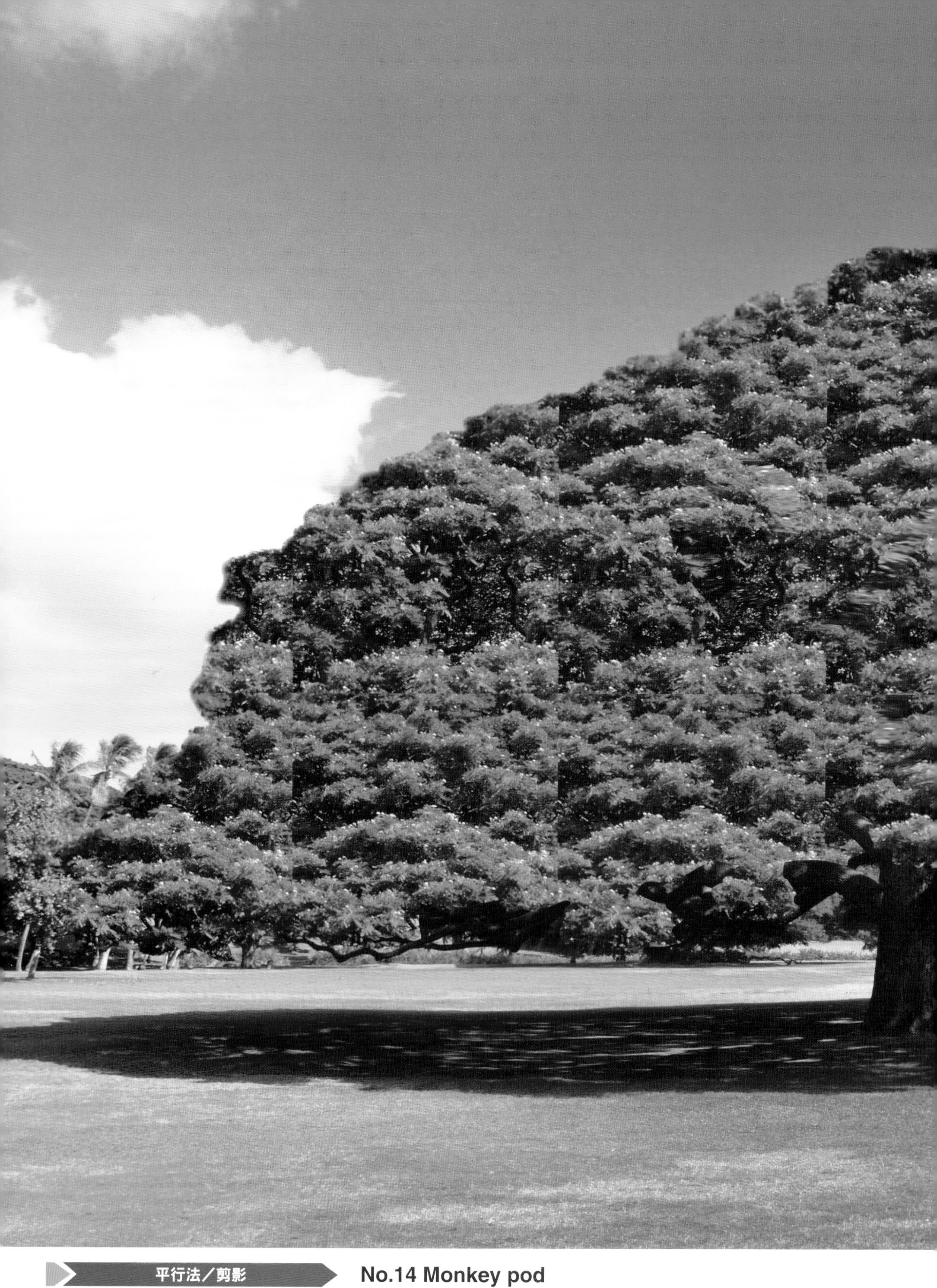

平行法／剪影

No.14 Monkey pod

樹葉向外突出的部份，看起來像是什麼動物呢？

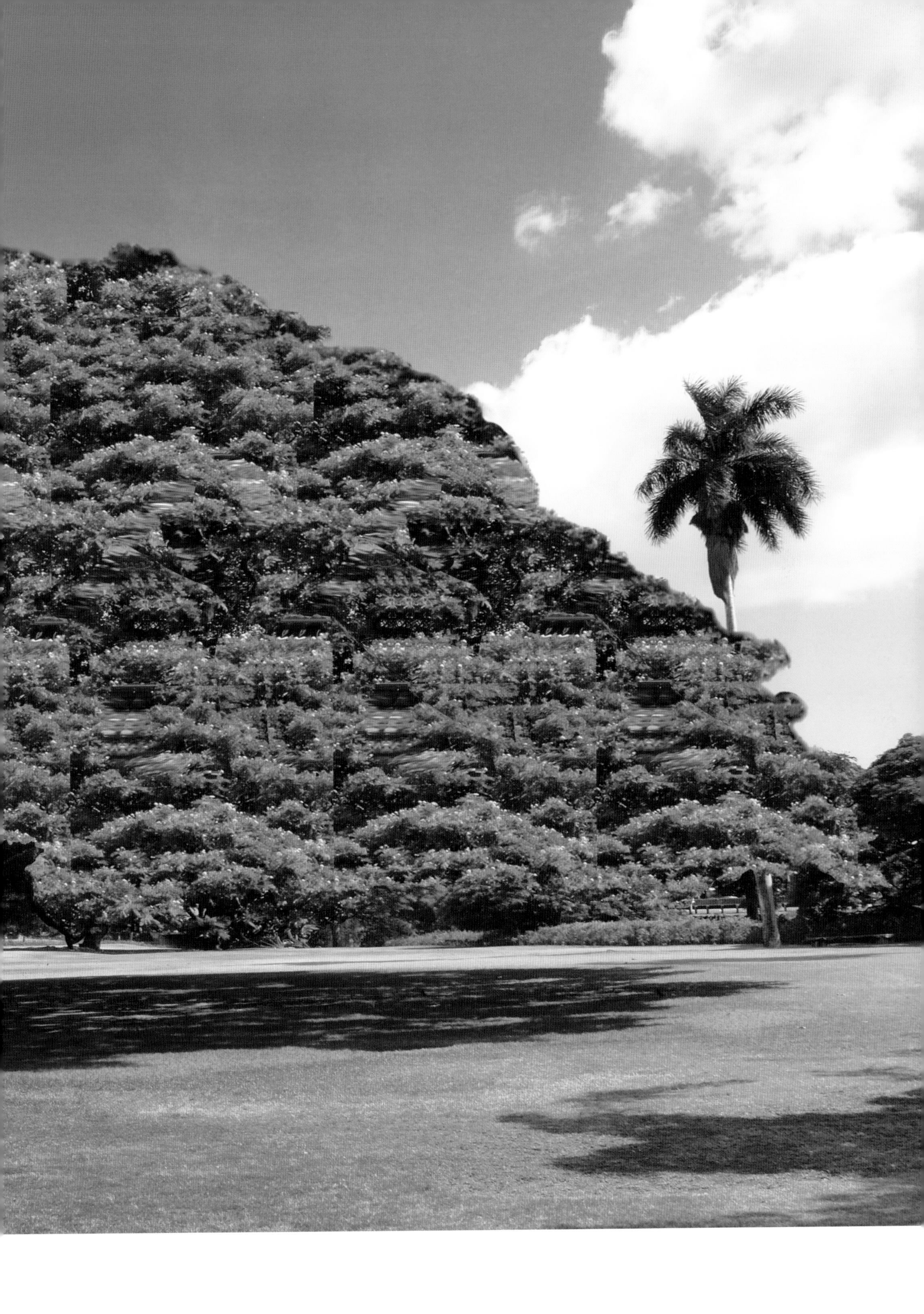

A

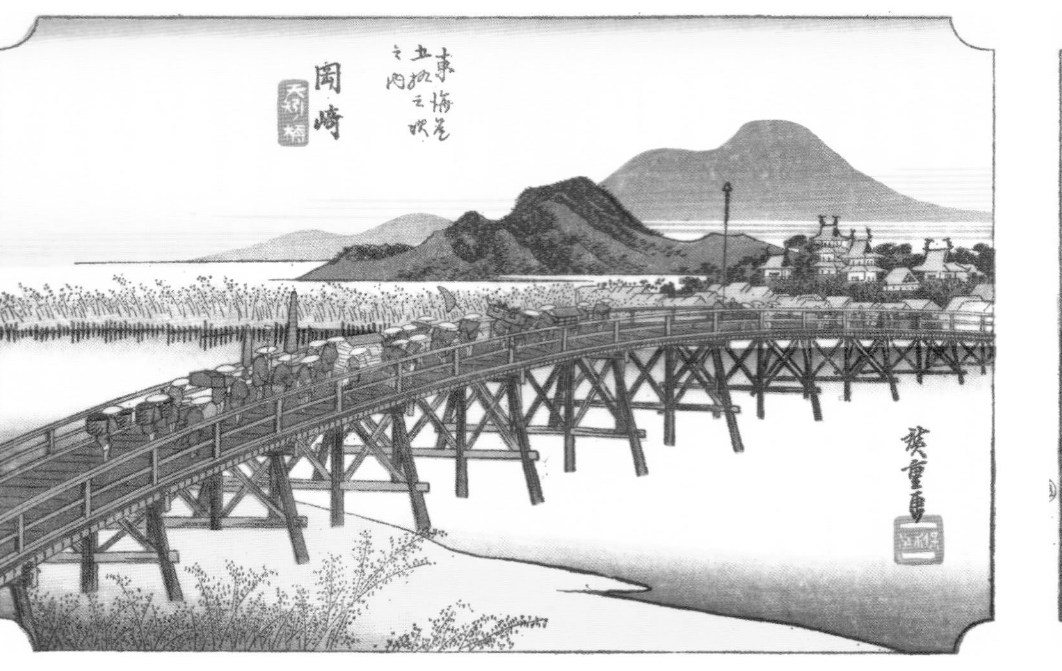

B

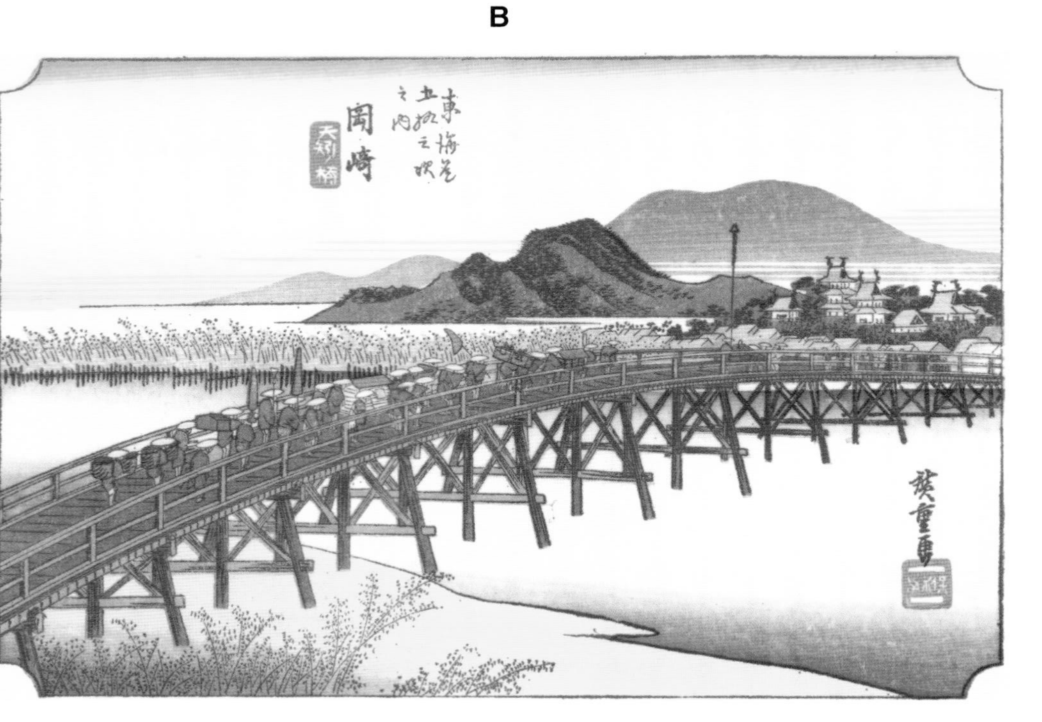

交叉法／大家來找碴

No.15 東海道五十三次：岡崎宿 歌川廣重

找找看 4 個相異處吧！除此之外，A 圖或 B 圖哪一幅才是真跡呢？

A

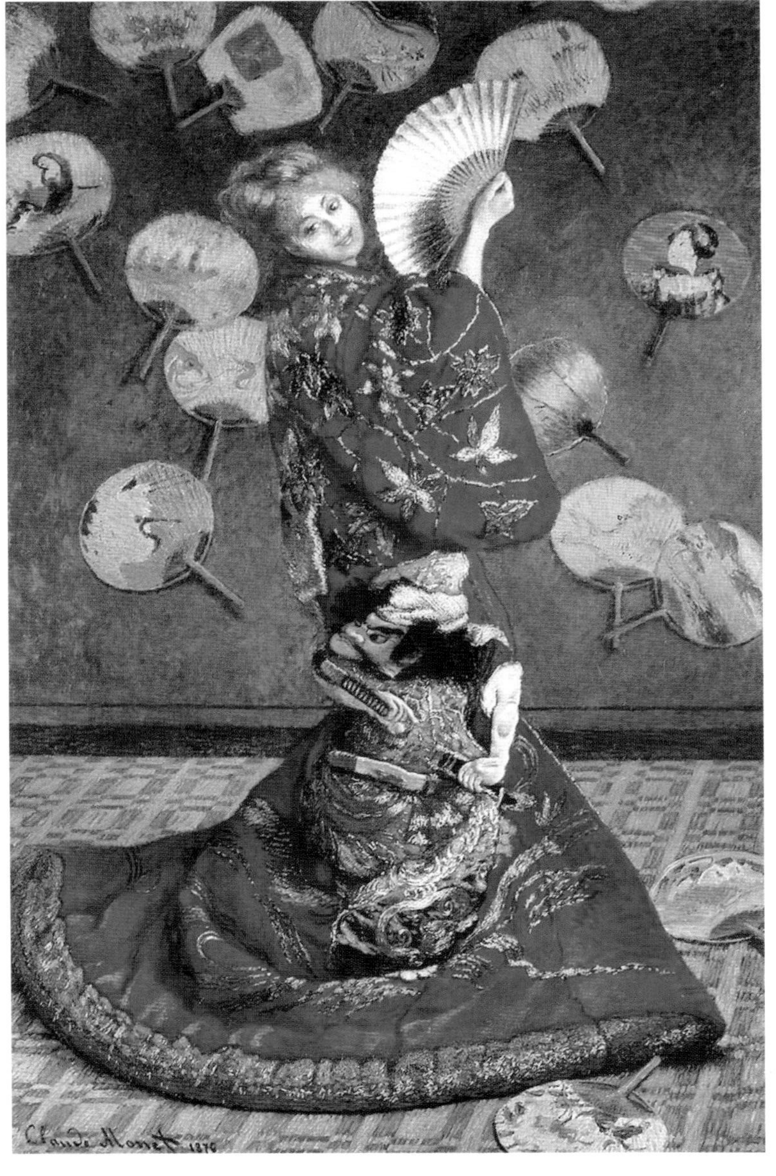

B

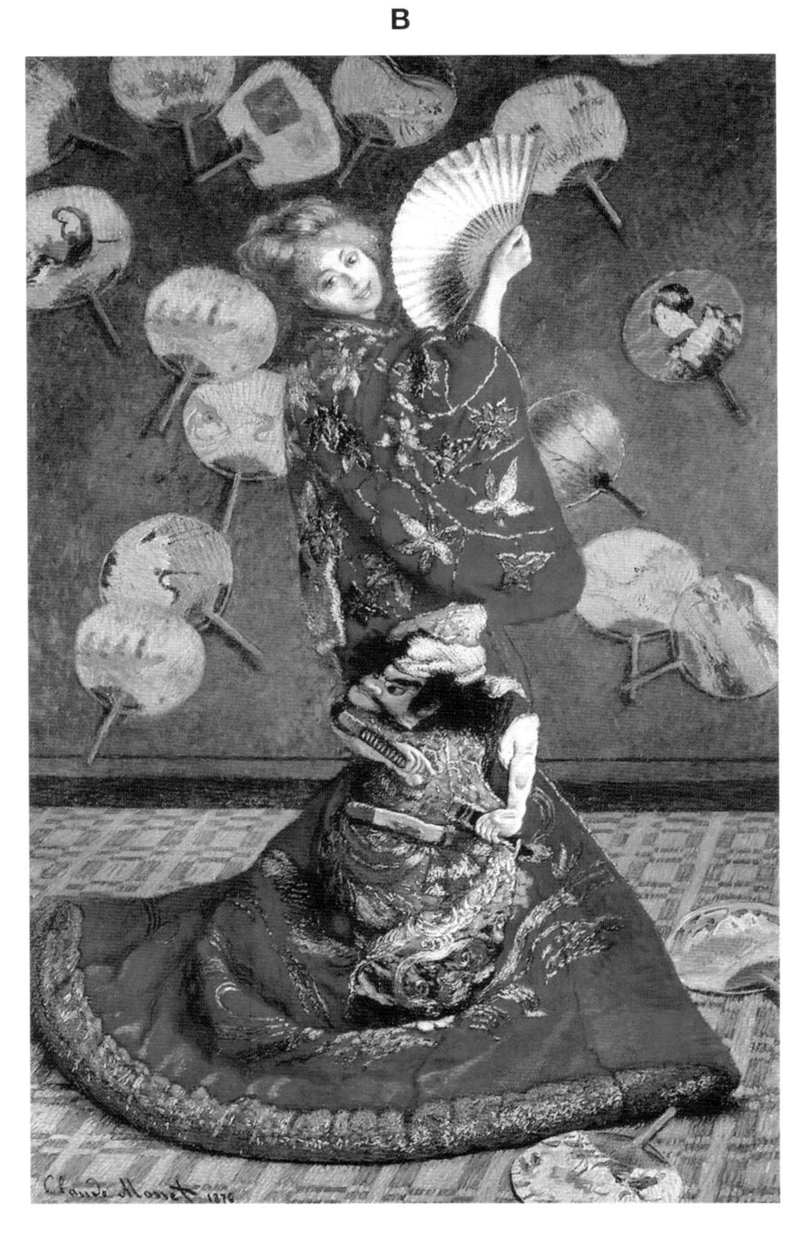

交叉法／大家來找碴

No.16 日本趣味　克勞德 · 莫內

找找看 4 個相異處吧！除此之外，A 圖或 B 圖哪一幅才是真跡呢？

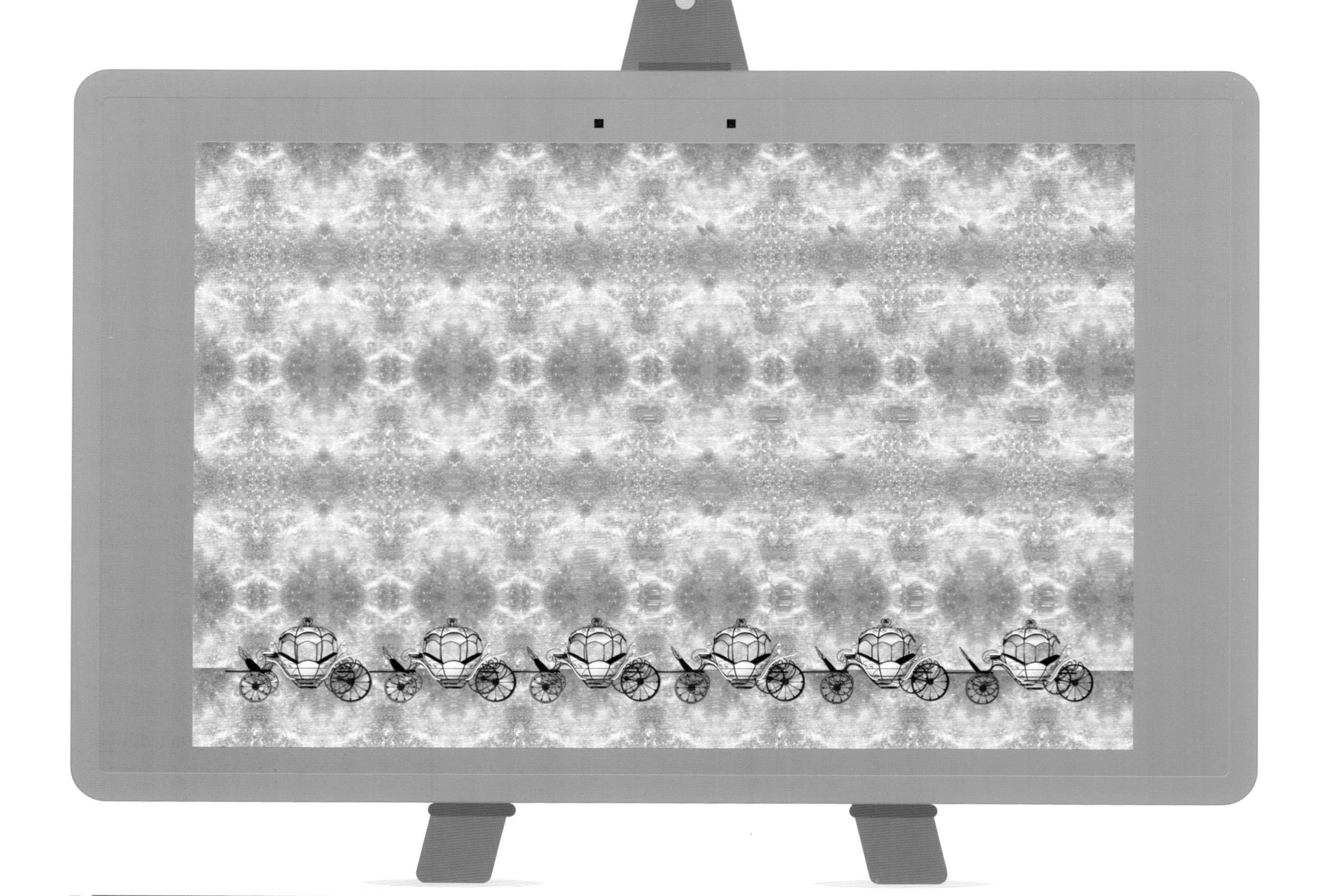

平行法／剪影＆浮游感

No.17 The carriage of a fancy

馬車看起來向外突出，接著在圖像的上方突出神話裡登場的傳說中的動物。

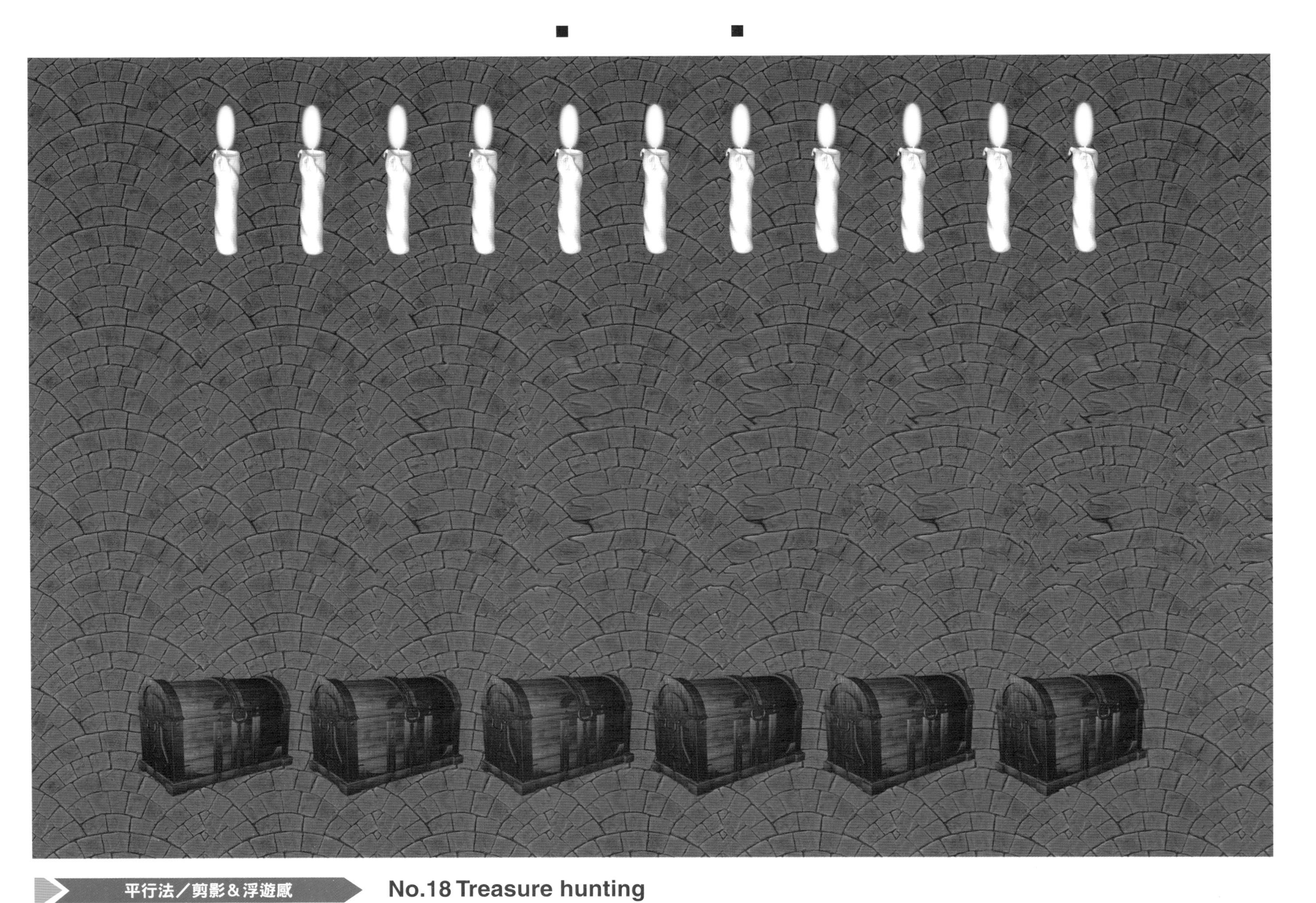

平行法／剪影＆浮遊感

No.18 Treasure hunting

藏寶箱與蠟燭看起來向外突出，在圖像的中心點突出開啟藏寶箱時必要的物品。

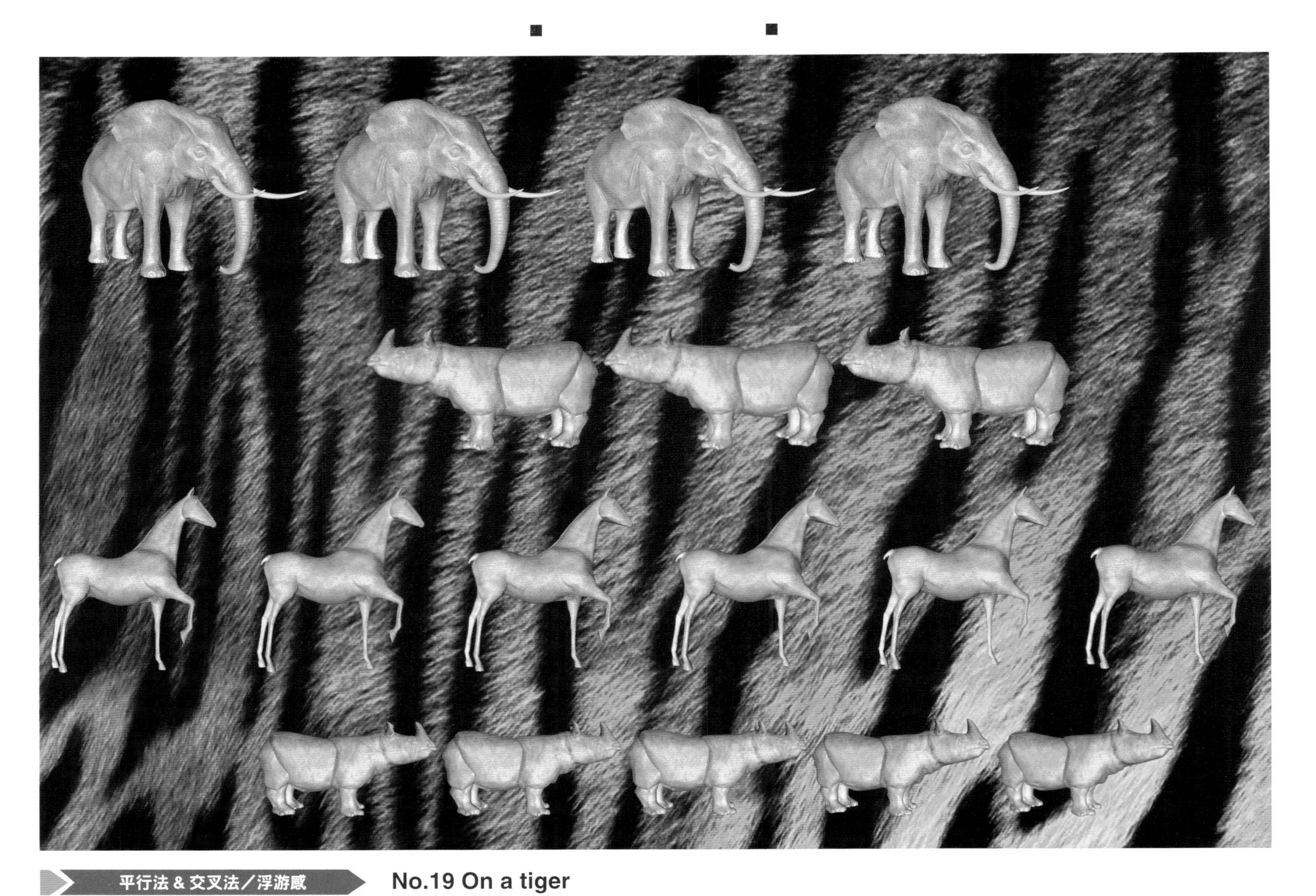

平行法 & 交叉法／浮游感

No.19 On a tiger

不論是用平行法或交叉法任一種觀賞方式，都能看得見 3 種動物浮現。

高級篇

Advanced class

高級篇的問題，難易度提高了數倍。雖然也有看見突出的形狀就能回答的問題，但要是沒有熟練3D立體視覺是無法回答的。若是這種情況請回到初級篇・中級篇的問題，完全地熟悉之後請再一次挑戰看看吧！

Q 練習問題

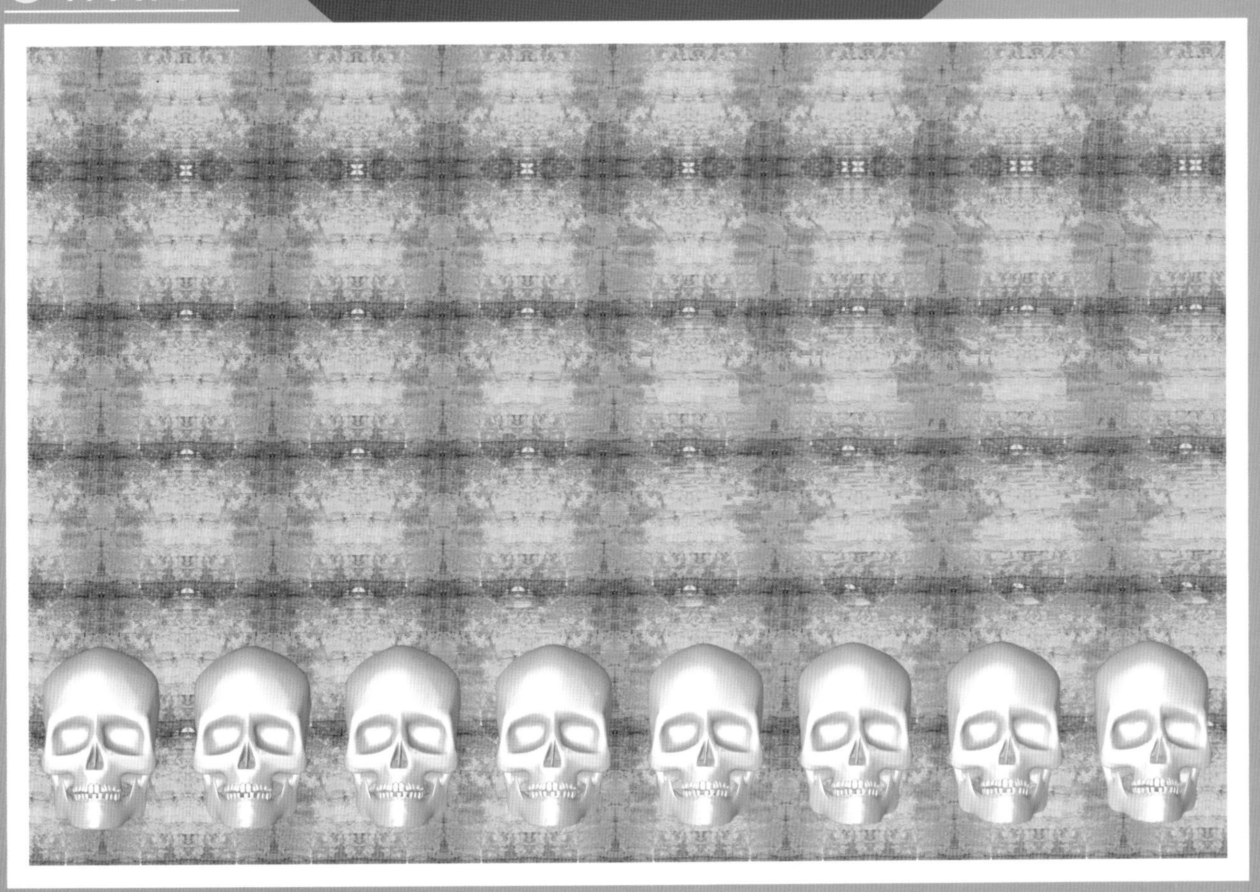

A 解答

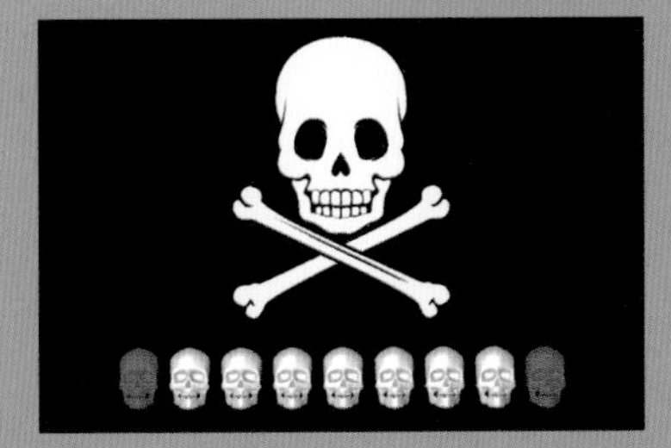

這一頁的 miracle eye 的解答

在高級篇中有以下 11 個問題。內含若是無法清楚地觀察到細部就無法回答的問題、以及圖像的一部分藏有剪影等等問題，整體的難易度都提高。若是這些完全都能夠看得見的話，可以說是已經熟練了高階的觀賞法了！

- Q20 Leopard spots
- Q21 Goldfish basin
- Q22 外表恐怖的好人〈譯註 1〉
- Q23 自畫像：肖像畫＝風景
- Q24 The bar of a mystery
- Q25 Motion picture photography
- Q26 Empty of beer
- Q27 Stonehenge
- Q28 Beehive
- Q29 Easter Island
- Q30 寬政三美人〈譯註 2〉

譯註 1：浮世繪大師歌川國芳的作品。現代日語讀做：見かけは怖いが、とんだいい人だ。意思是：外表看起來很恐怖，其實是個好人。
譯註 2：擅長美人畫的日本浮世繪最著名的大師之一──喜多川歌麿的代表作品。

平行法／剪影猜謎

No.20 Leopard spots

寬闊平坦可行車馬的道路叫什麼呢？有 2 種動物隱藏。

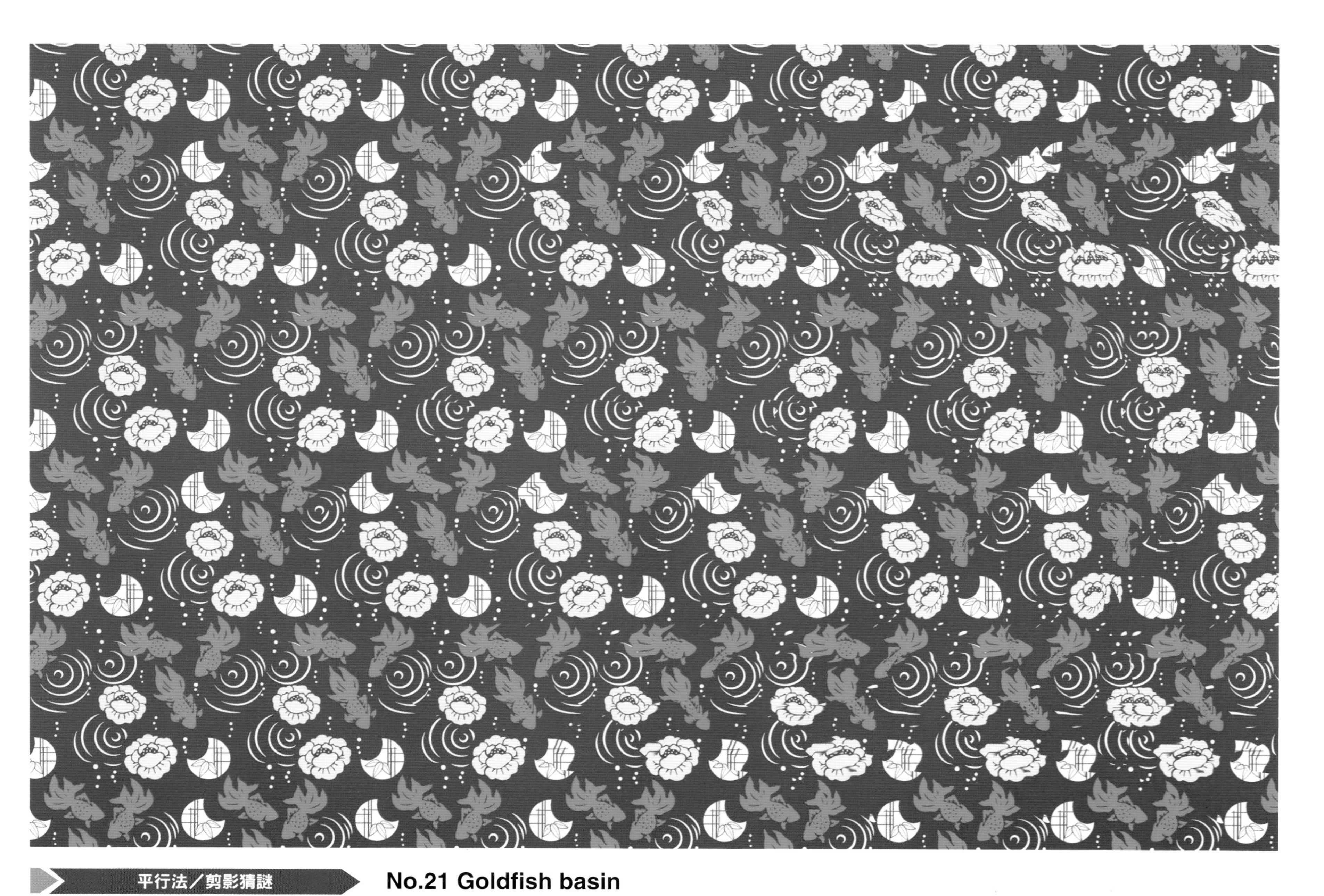

平行法／剪影猜謎

No.21 Goldfish basin

看得見金魚向外突出，到底有幾隻呢？

A

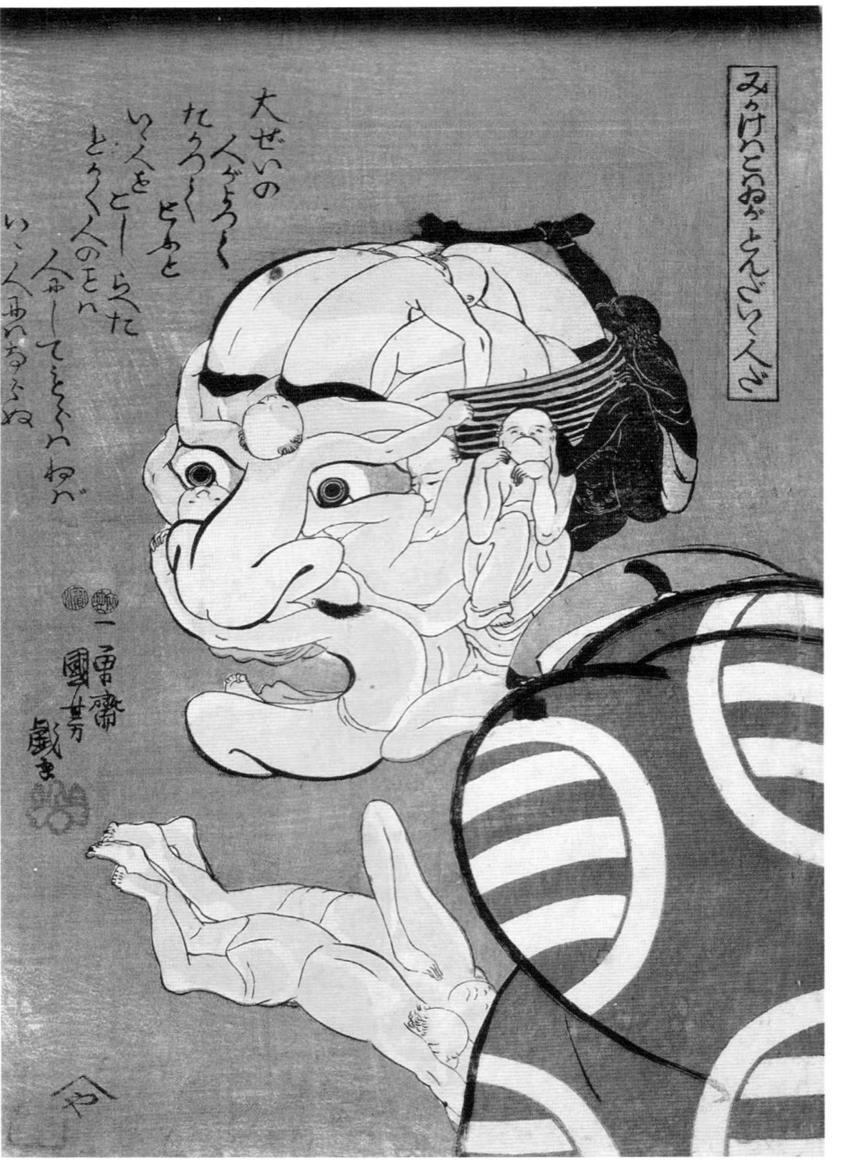

B

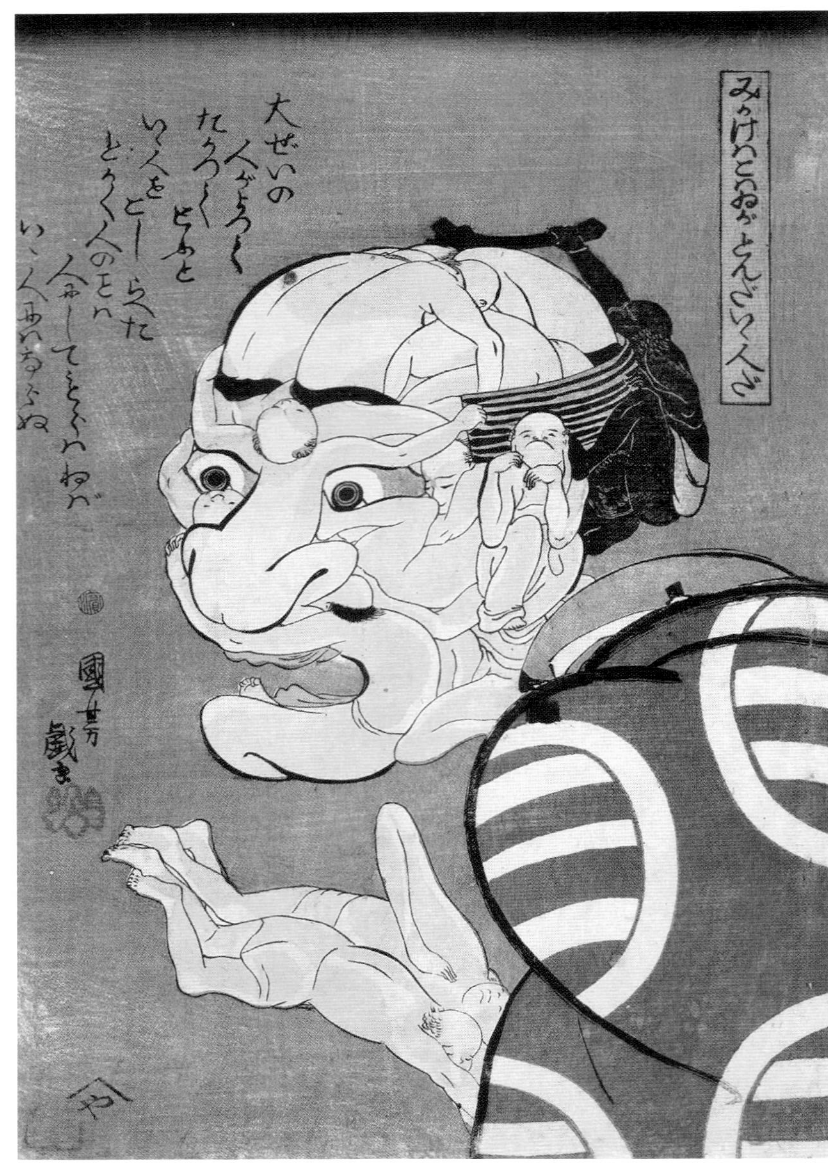

交叉法／大家來找碴

No.22 外表恐怖的好人　歌川國芳

找找看 5 個相異處吧！除此之外，A 圖或 B 圖哪一幅才是真跡呢？

A B

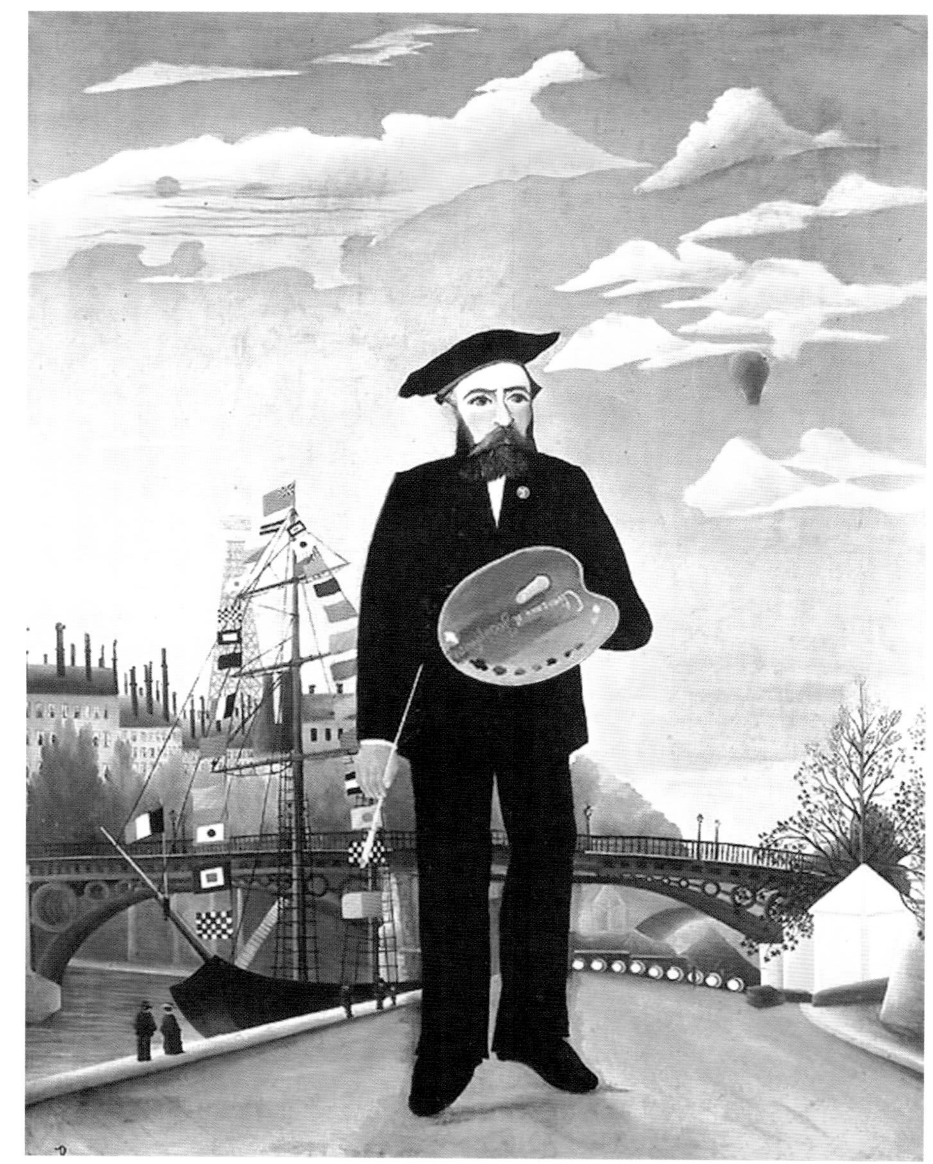

No.23 自畫像：肖像畫＝風景 亨利 ・ 盧梭

找找看 5 個相異處吧！除此之外，A 圖或 B 圖哪一幅才是真跡呢？

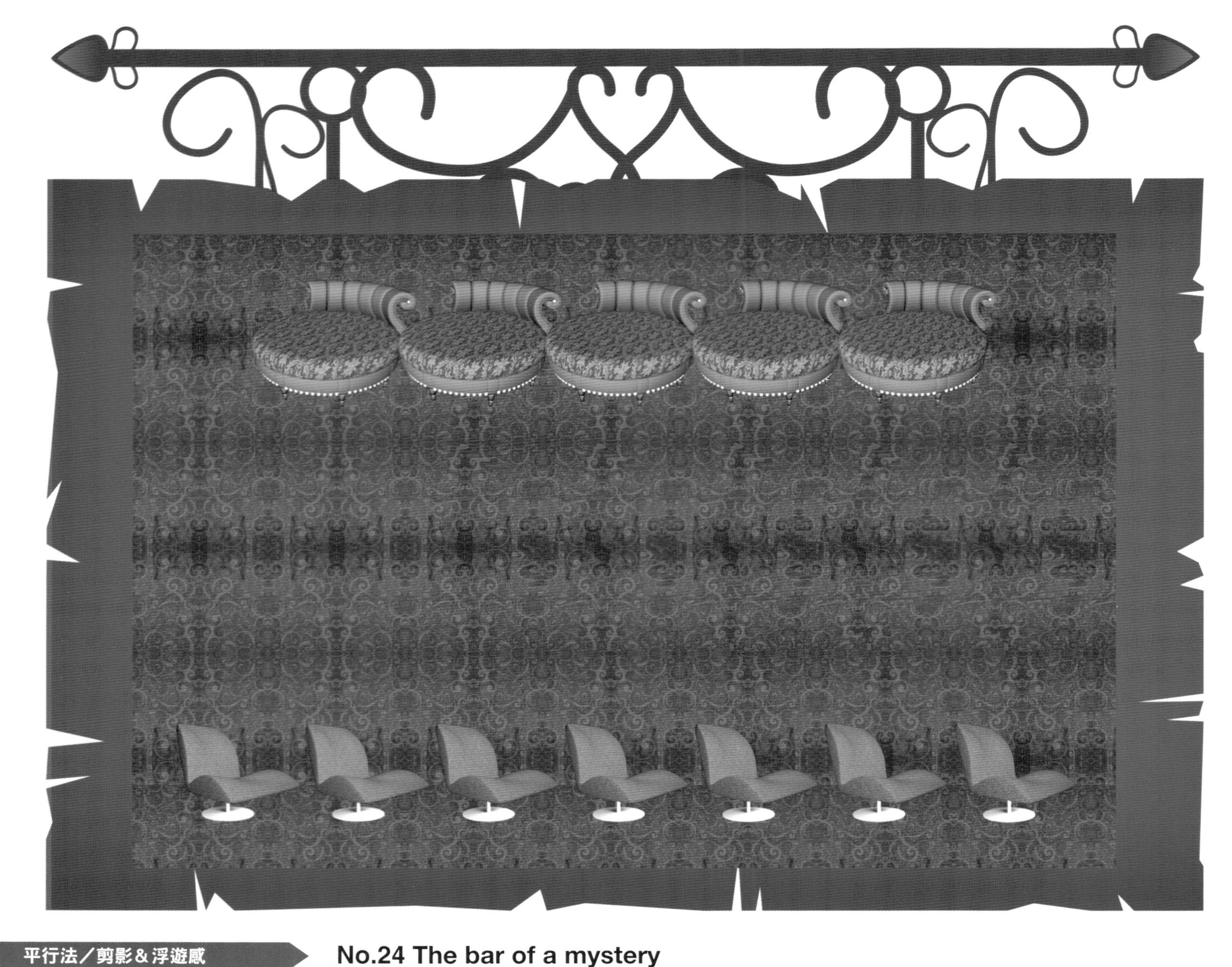

平行法／剪影＆浮遊感

No.24 The bar of a mystery

2 種椅子看起來向外突出，接著在圖像的中心突出隱藏身分用的物品圖形。

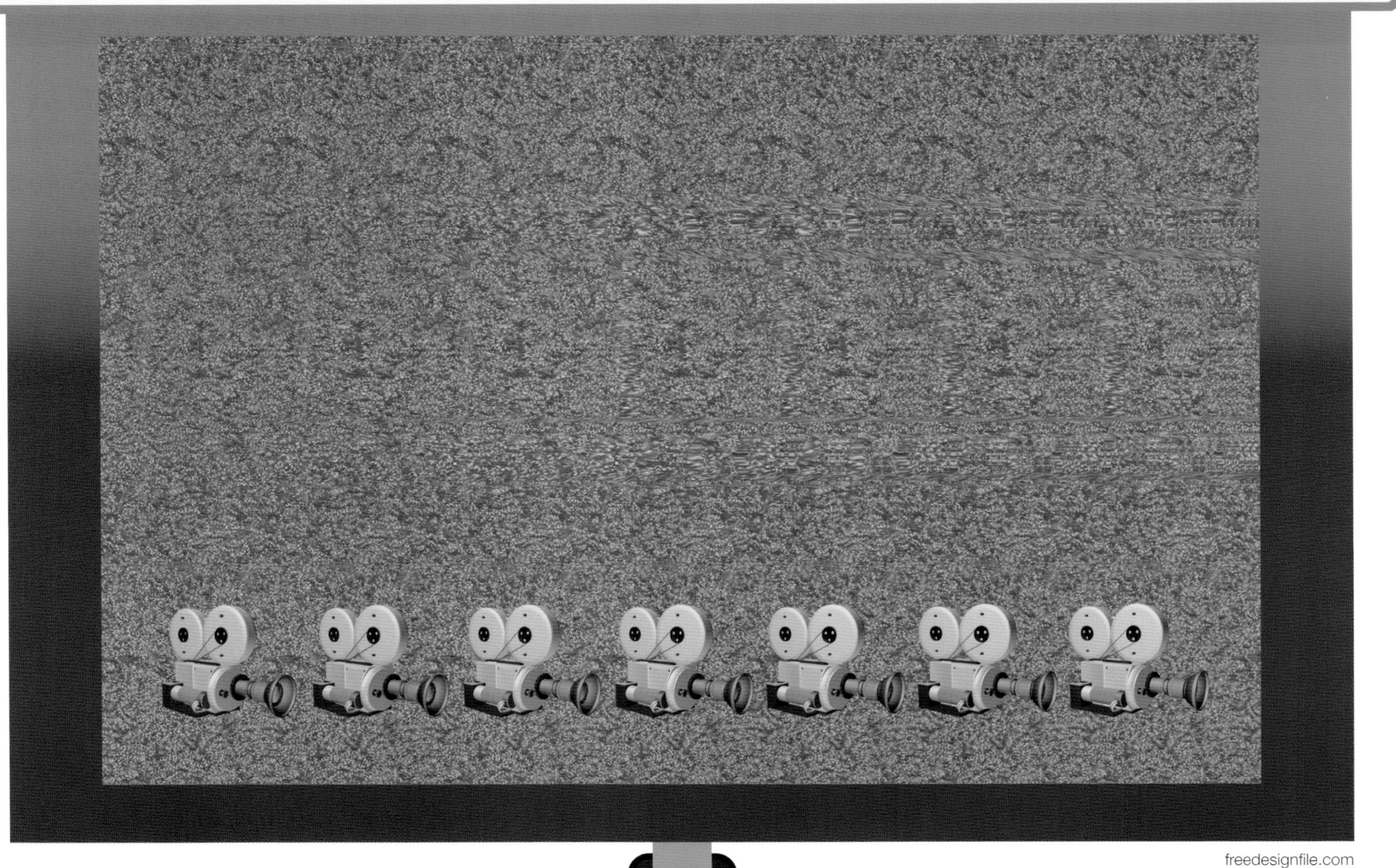

平行法／剪影 & 浮游感

No.25 Motion picture photography

攝影機看起來向外突出，接著在圖像的上方突出攝影機不可欠缺的物品圖形。

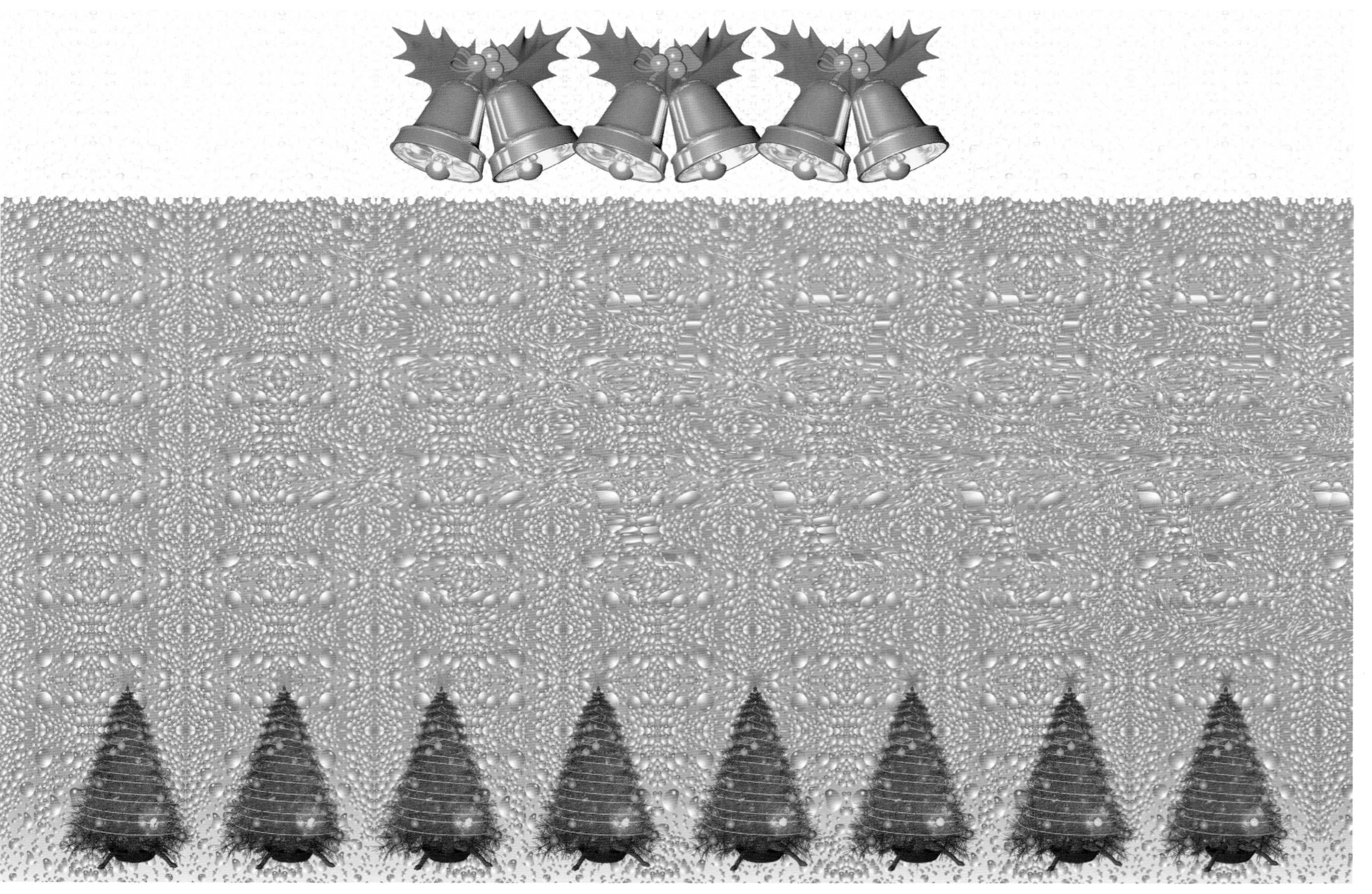

平行法／剪影 & 浮游感

No.26 Empty of beer

看得見鈴鐺與聖誕樹，說到這最適合搭配的人物是？

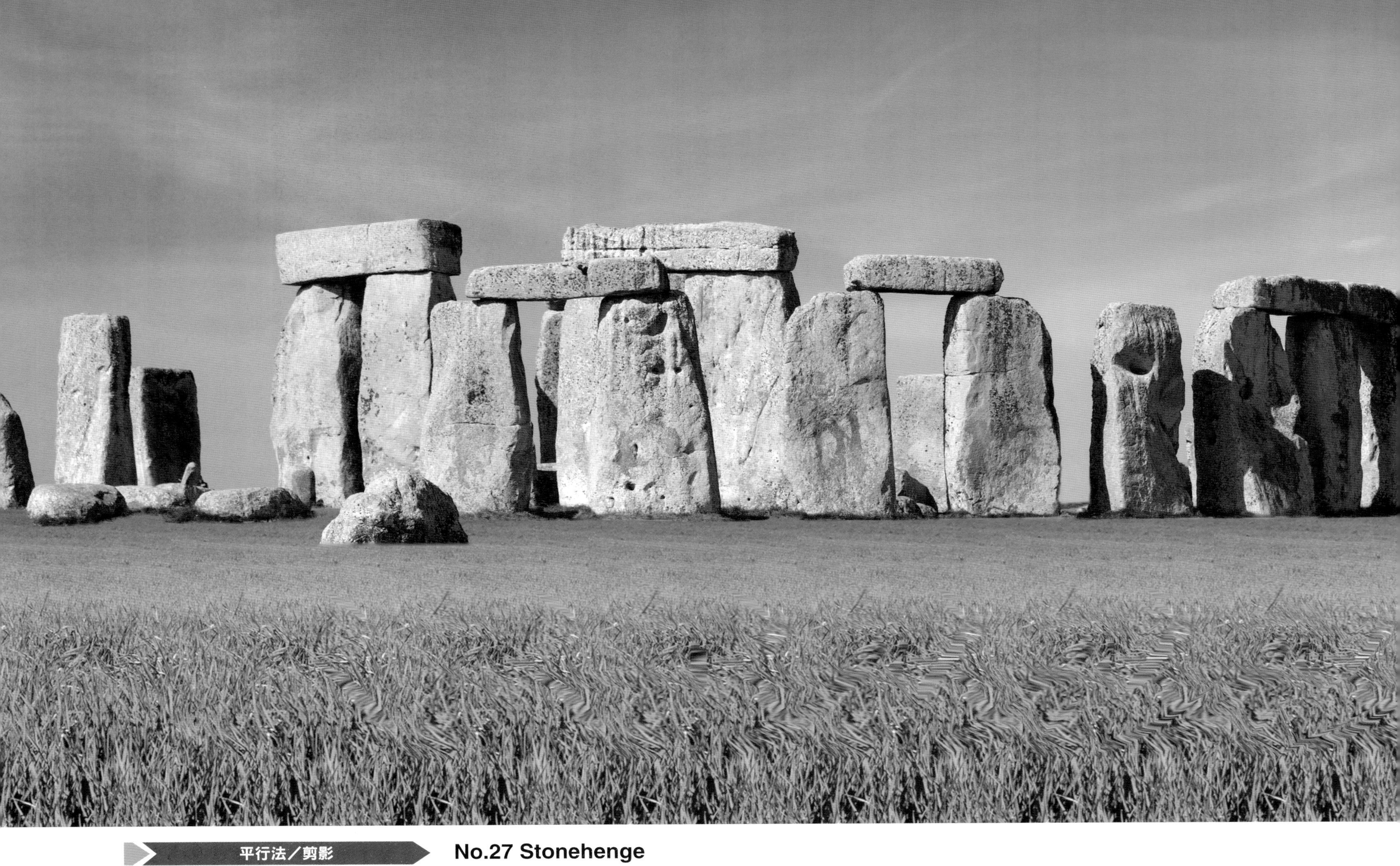

平行法／剪影

No.27 Stonehenge

這個景點位在什麼地方呢？草皮的部分隱藏著答案。

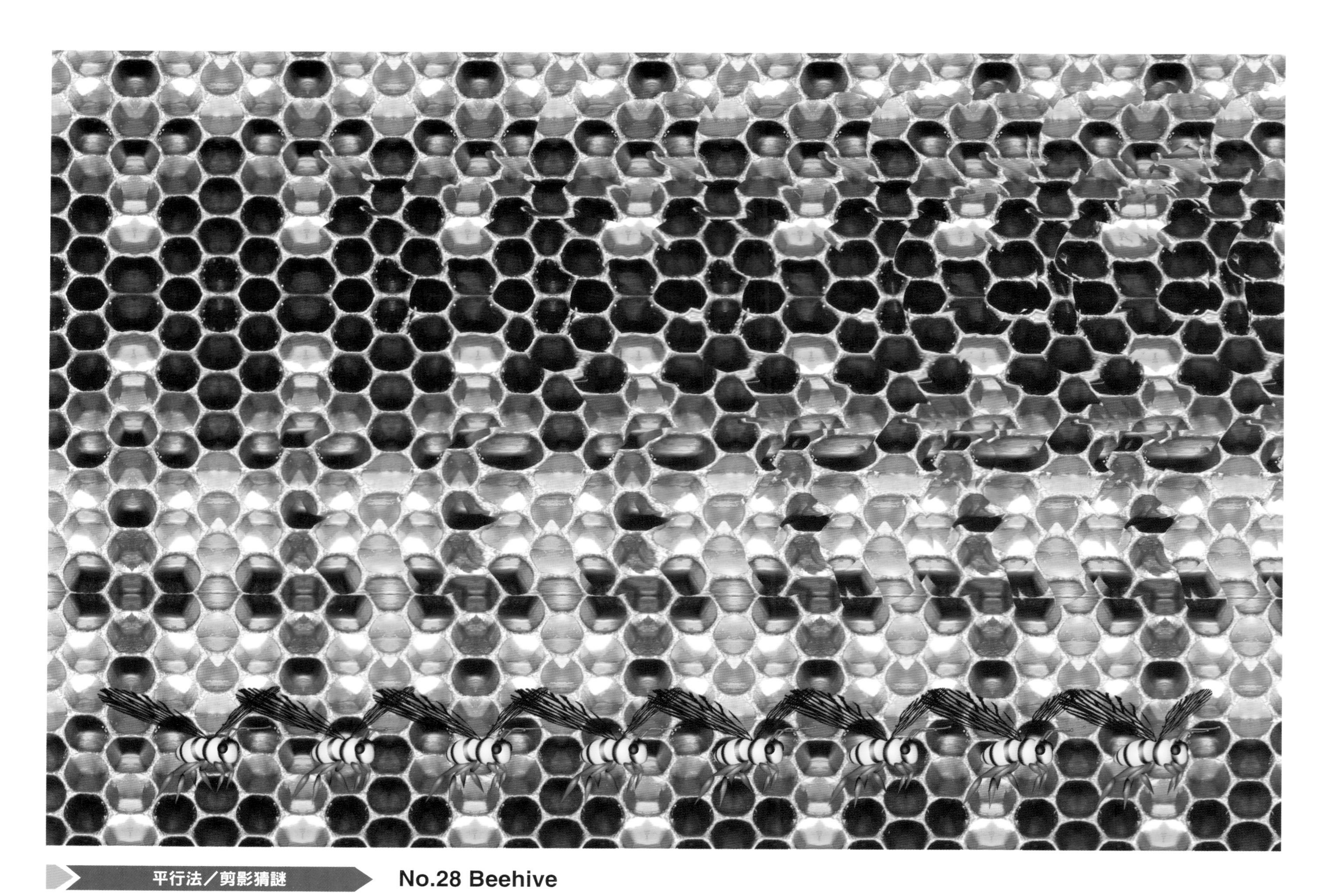

平行法／剪影猜謎

No.28 Beehive

下方的蜜蜂看起來向外突出，接著在圖像的上方隱藏的蜜蜂的形狀。到底有幾隻蜜蜂呢？

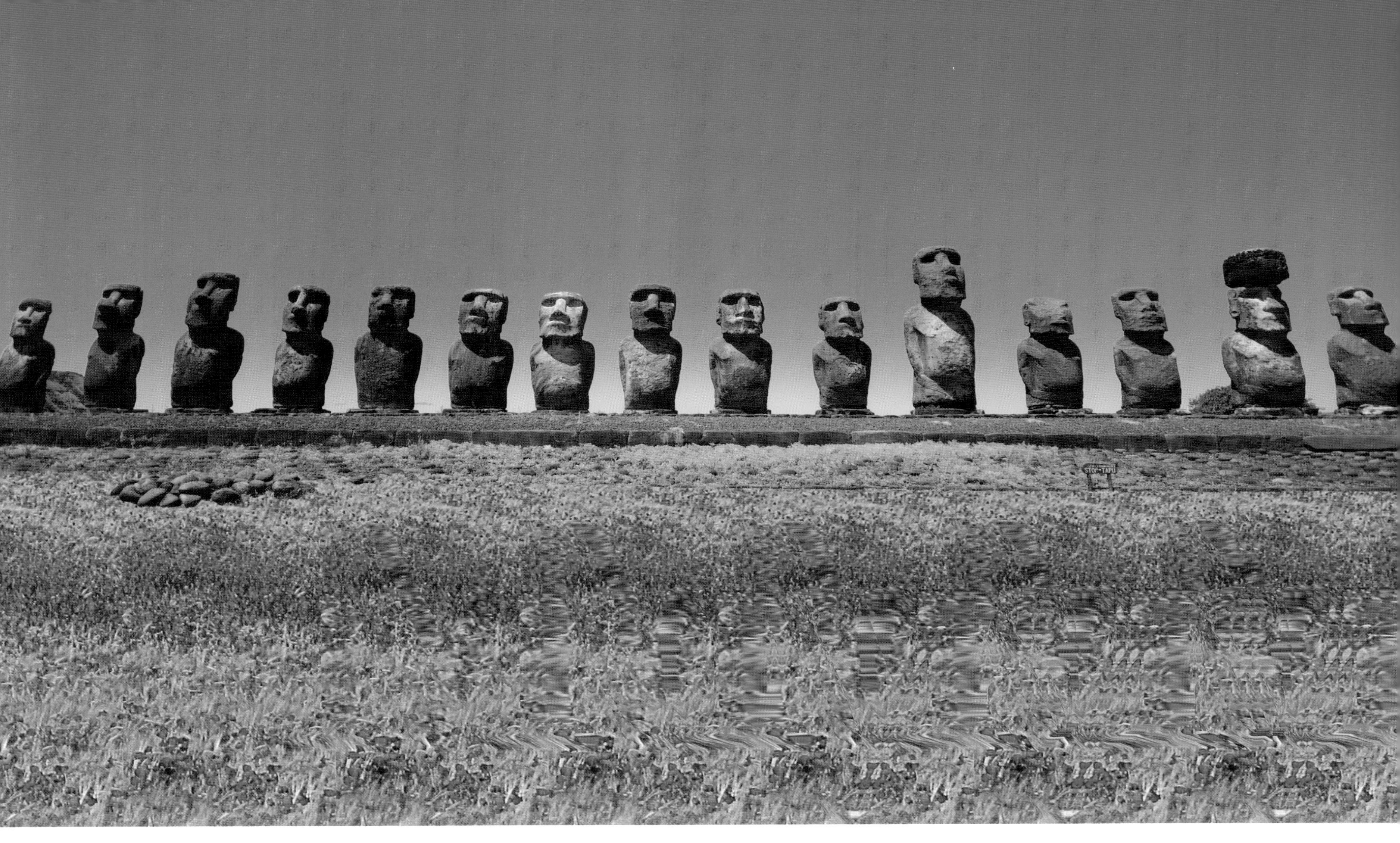

平行法／剪影

No.29 Easter Island

在澀谷裡有的是？草皮的部分隱藏著答案。

A

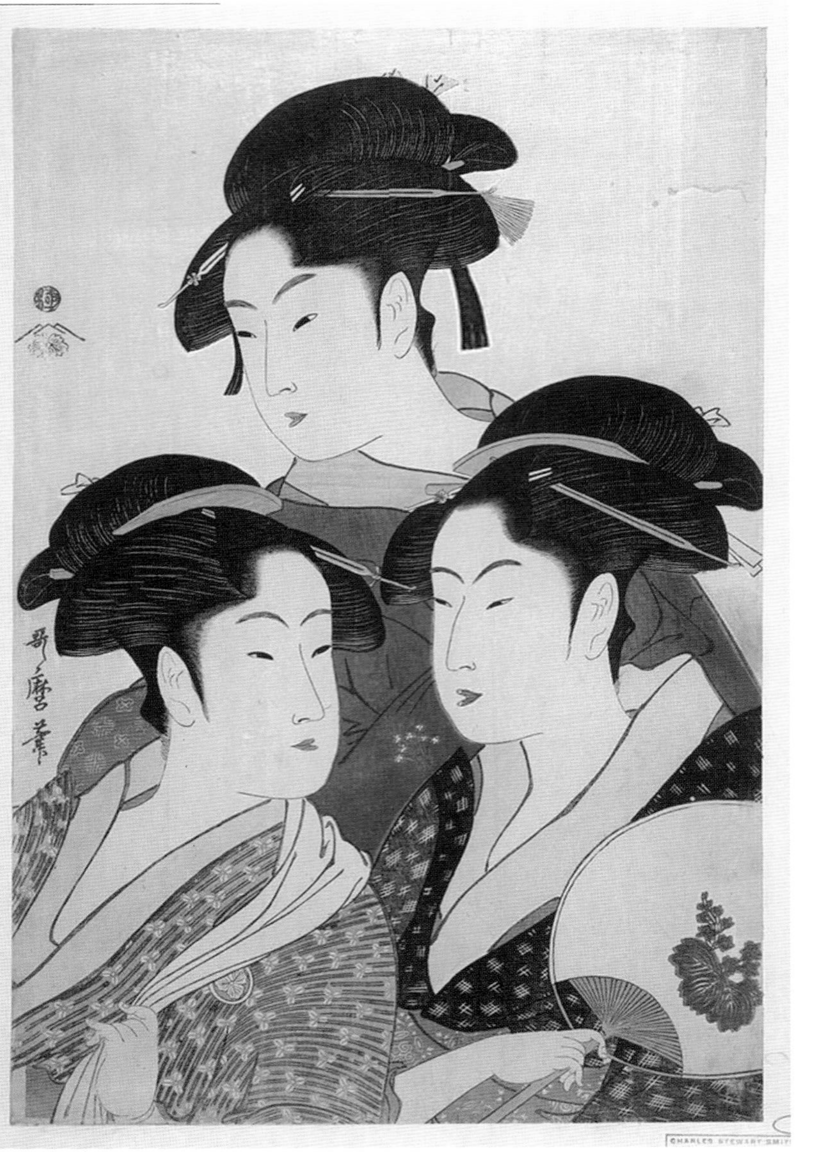

B

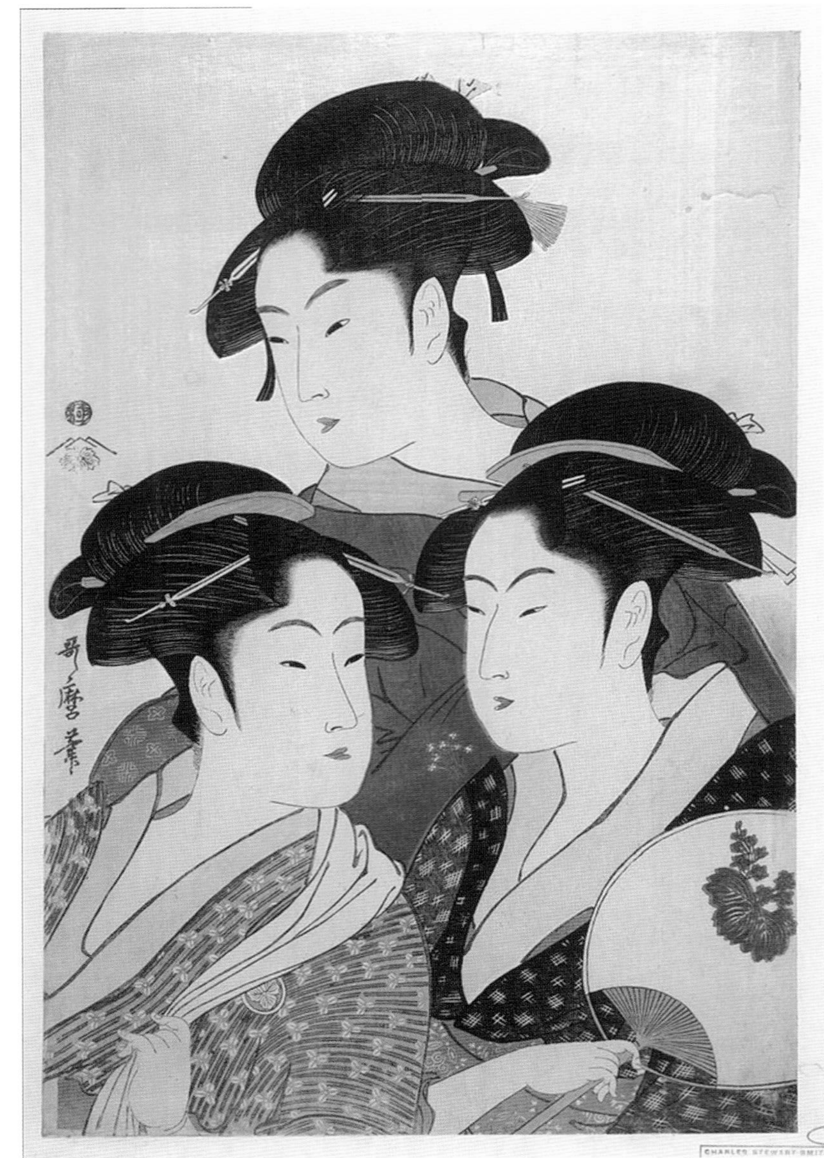

交叉法／大家來找碴

No.30 寬政三美人　喜多川歌麿

找找看 5 個相異處吧！除此之外，A 圖或 B 圖哪一幅才是真跡呢？

解答與解說

有看見與解答相同的圖形嗎？即使一開始無法準確地觀賞到，只要稍加練習就可以看得見了。除此之外，看得見之後請試著以交叉法與平行法，互相交替觀賞看看吧！因為觀賞方式改變，應當會感受到新鮮感的樂趣。全部觀賞過之後並非就此結束了，藉由反覆持續地觀賞，可以達到視力回復的效果。

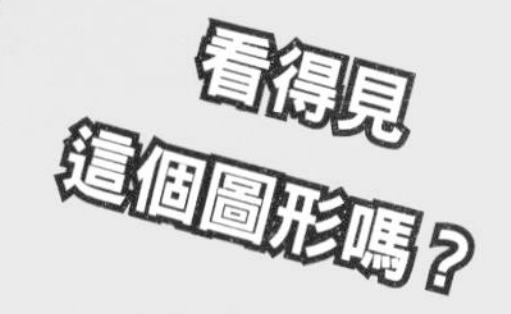

初級篇
Beginner class

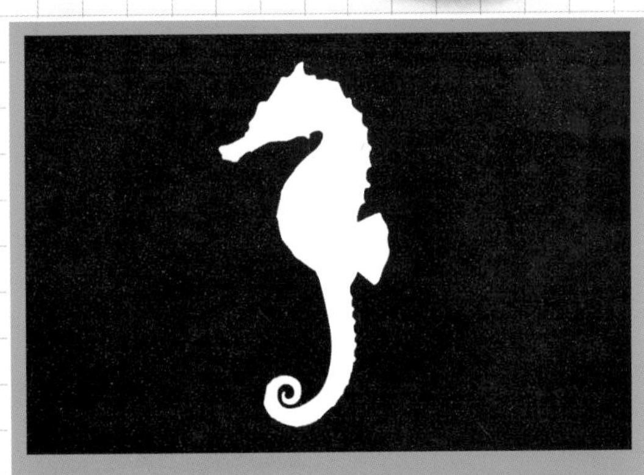

No.01 P10
A white shark
看得見海馬的剪影。

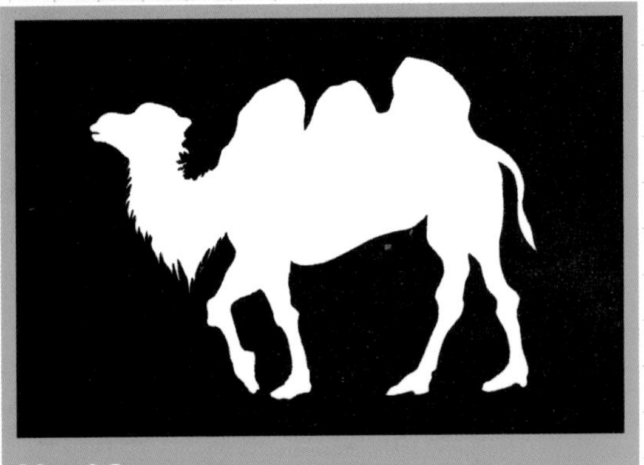

No.02 P11
Of who eyes
看得見駱駝的剪影。

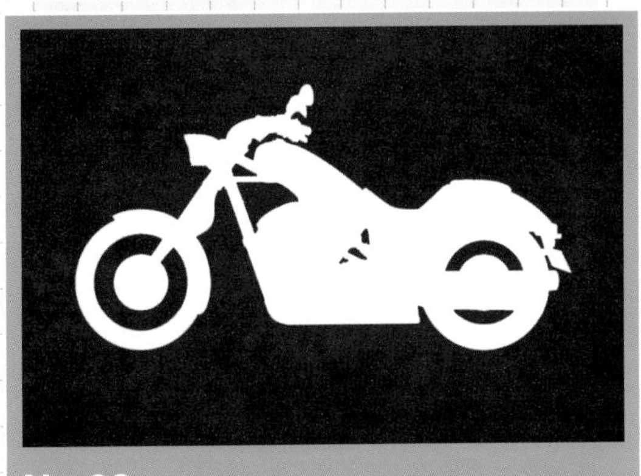

No.03 P12
Golden neon
看得見摩托車的剪影。

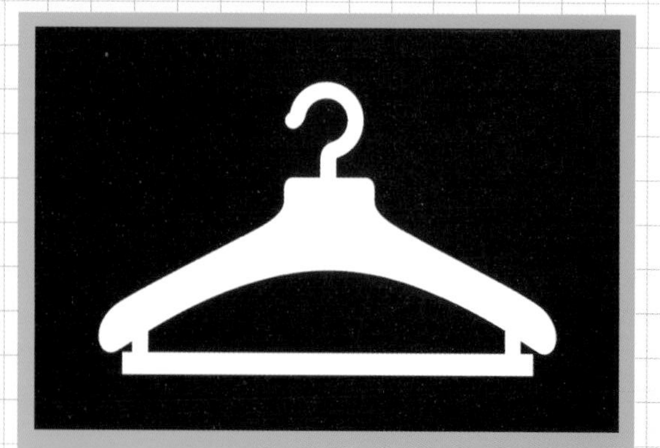

No.04 P13
The carp of red and white
答案是衣架。

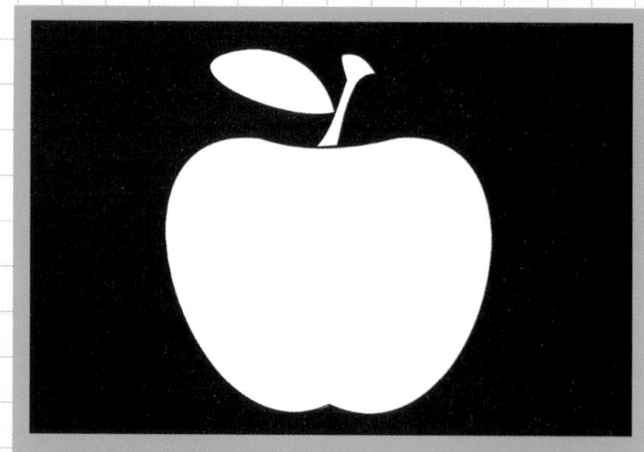

No.05 P14
A fruit boy's friend
看得見蘋果的剪影。

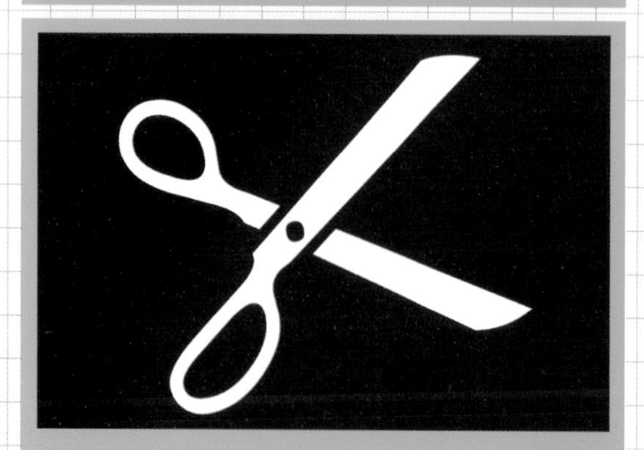

No.06 P15
The peel of an orange
答案是剪刀。

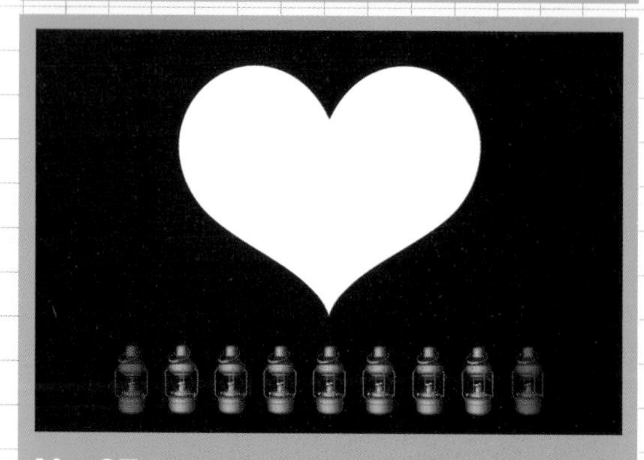

No.07 P16
An old hut
看得見油燈與愛心同時突出。

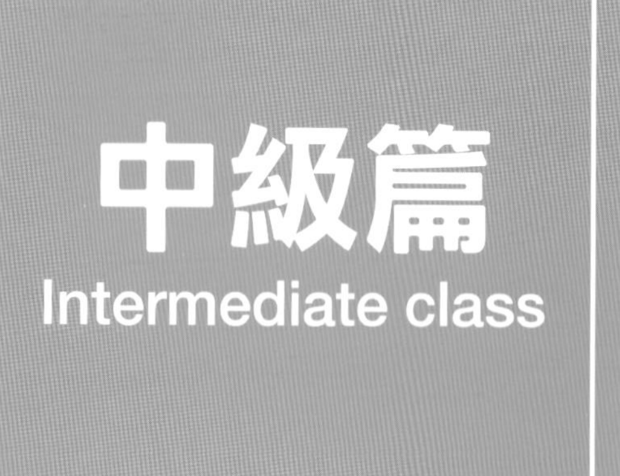

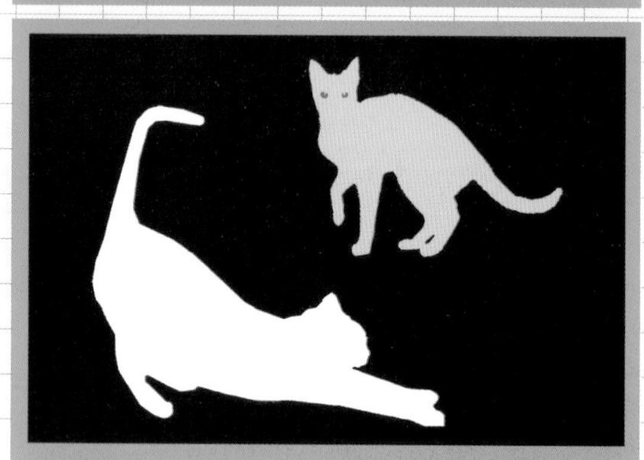

No.08 P18
A meeting of a cat
看得見 2 隻貓的剪影。

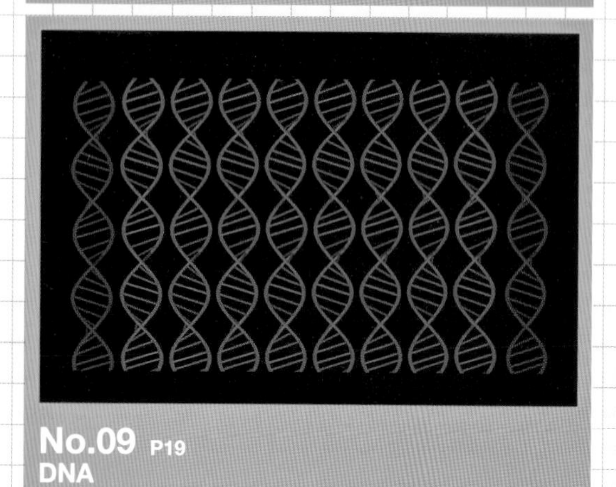

No.09 P19
DNA
看得見 DNA 突出。

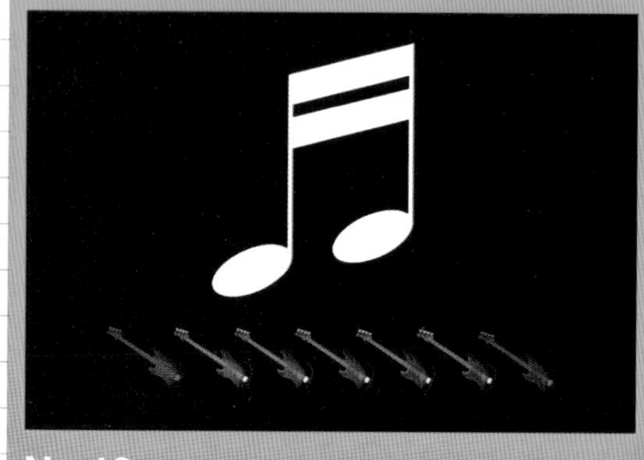

No.10 P20
The live hall
看得見吉他與音符同時突出。

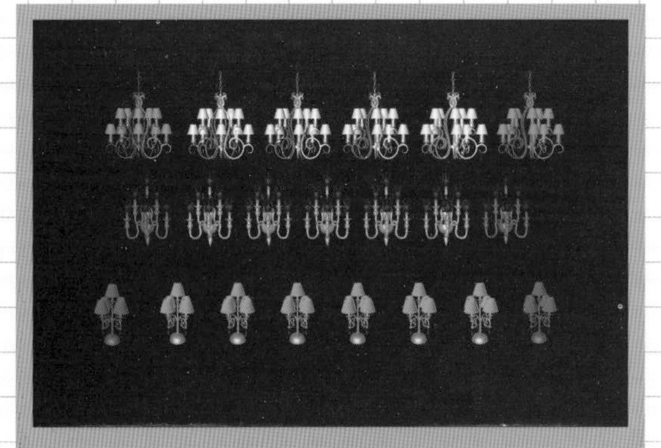

No.11 P21
The room is illuminated
看得見 3 種燈具突出。

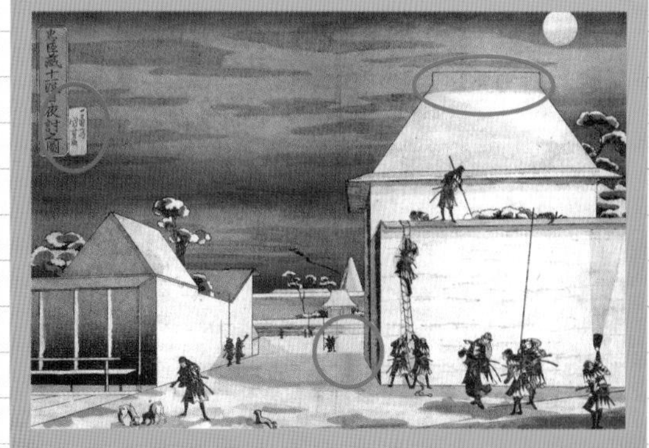

No.12 P22
忠臣藏十一段目夜討之圖
相異之處是這 3 個地方。圖像 A 是真跡。

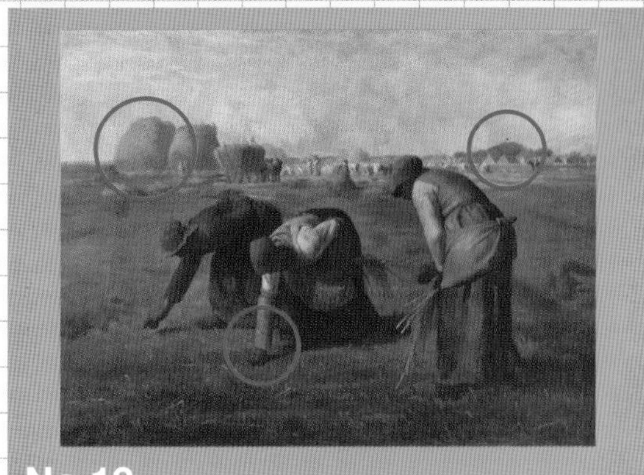

No.13 P23
拾穗
圖像 B 是真跡。

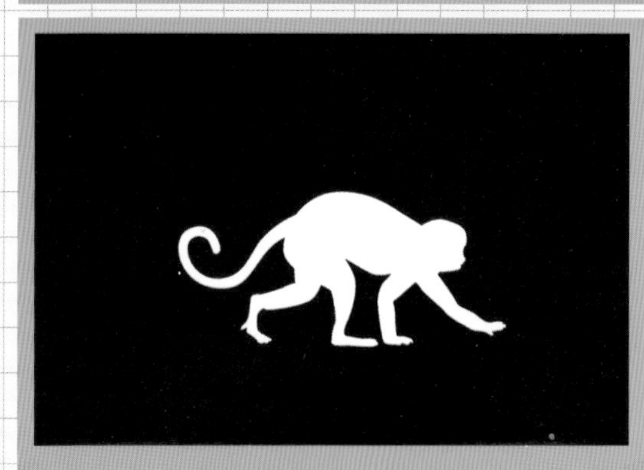

No.14 P24-25
Monkey pod
看得見猴子的剪影。

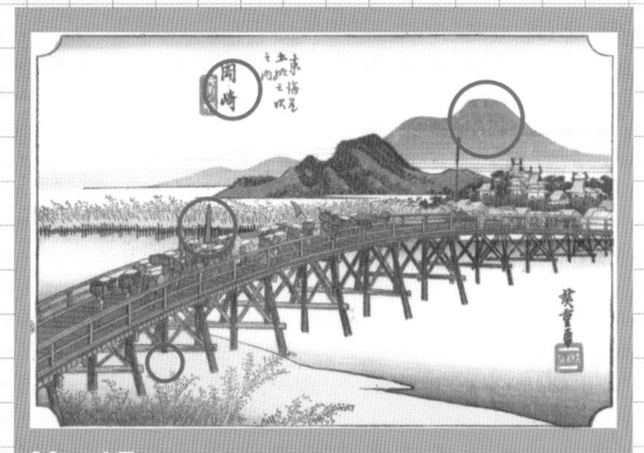

No.15 P26
東海道五十三次：岡崎宿
相異之處是這 4 個地方。圖像 B 是真跡。

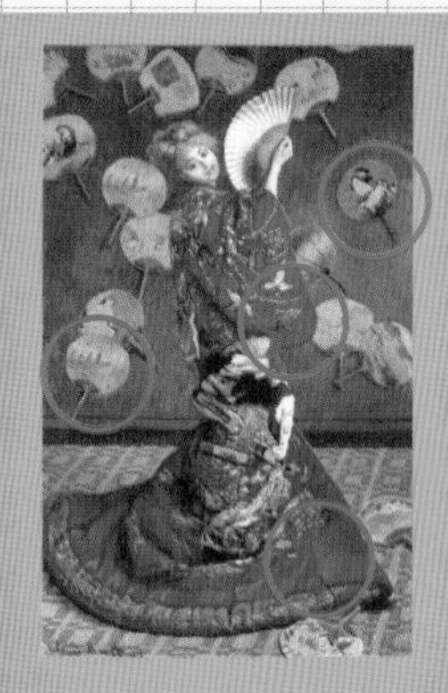

No.16 P27
日本趣味
相異之處是這 4 個地方。圖像 A 是真跡。

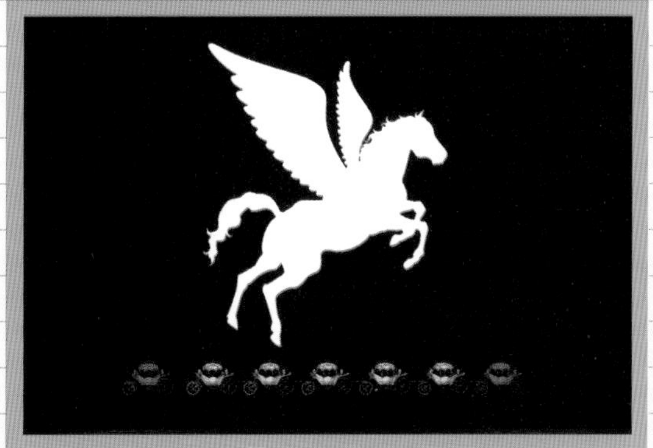

No.17 P28
The carriage of a fancy
看得見馬車與天馬同時突出。

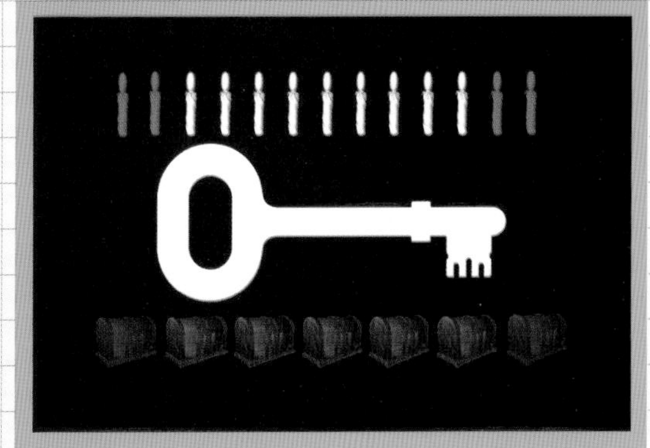

No.18 P29
Treasure hunting
看得見鑰匙同時突出。

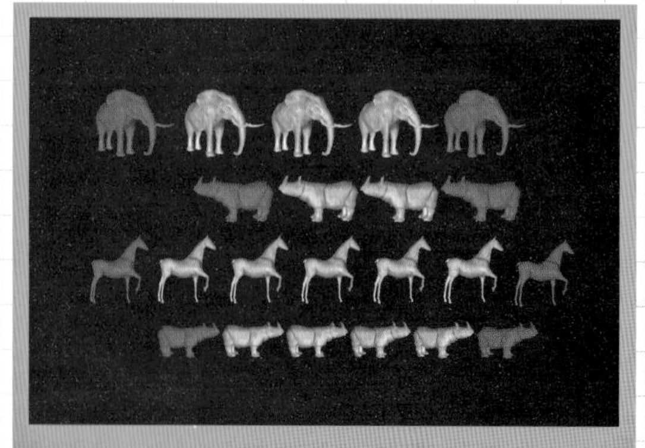

No.19 P30
On a tiger
看得見 3 種動物同時突出。

高級篇
Advanced class

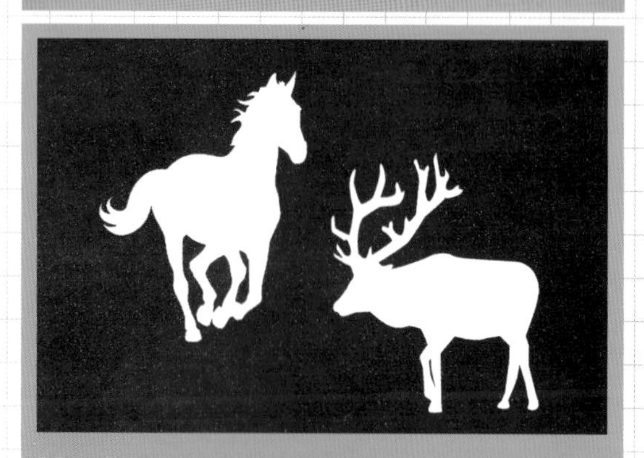

No.20 P32
Leopard spots
看見馬與鹿的剪影，所以答案是「馬路」。

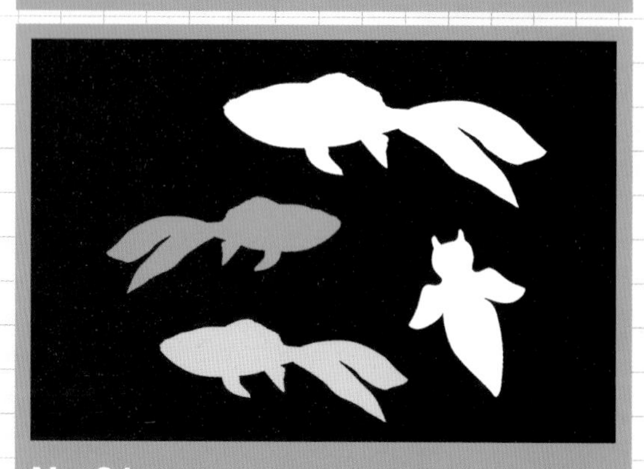

No.21 P33
Goldfish basin
金魚有 3 隻。

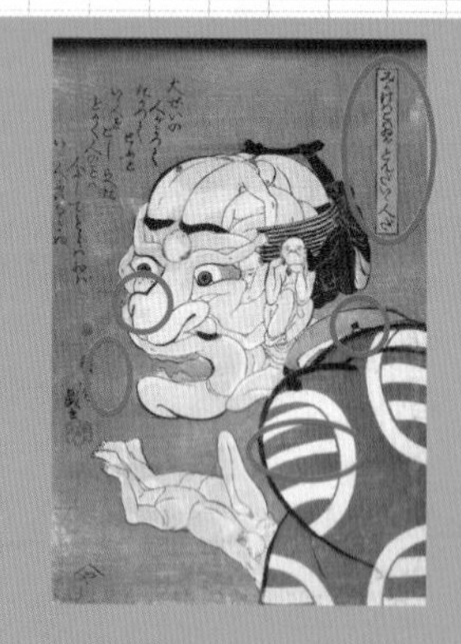

No.22 P34
外表恐怖的好人
相異之處是這 5 個地方。圖像 A 是真跡。

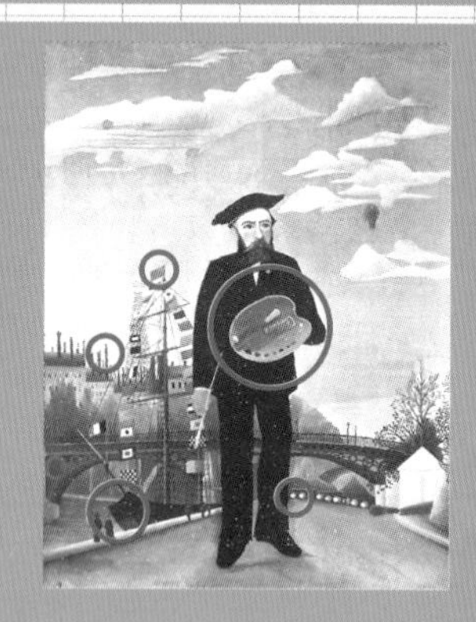

No.23 P35
自畫像：肖像畫＝風景
相異之處是這 5 個地方。圖像 A 是真跡。

No.24 P36
The bar of a mystery
看得見 2 種椅子與怪盜面具同時突出。

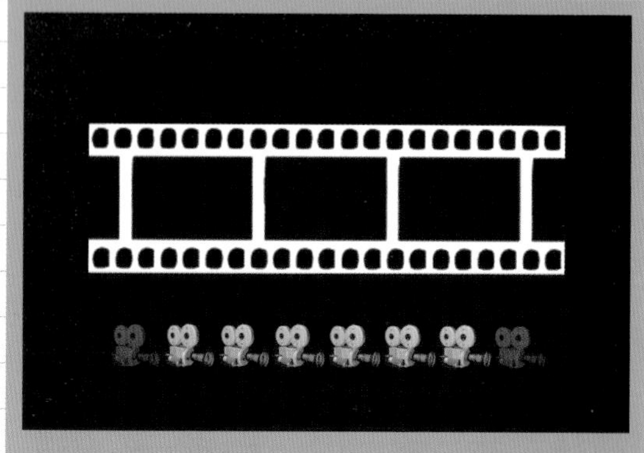

No.25 P37
Motion picture photography
看得見攝影機與底片同時突出。

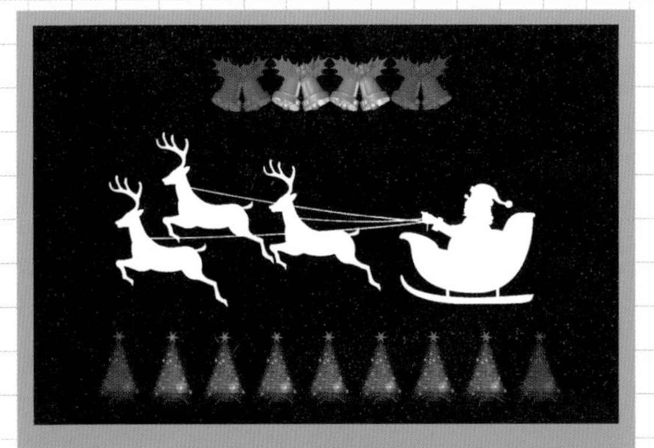

No.26 P38
Empty of beer
看得見鈴鐺與聖誕老公公同時突出。

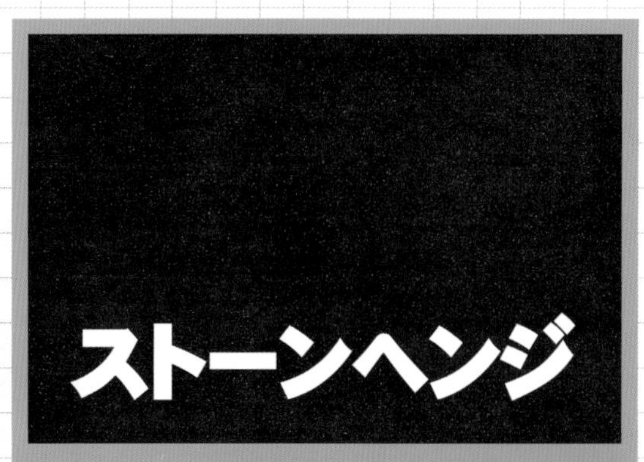

No.27 P39
Stonehenge
正確答案是英國巨石陣。

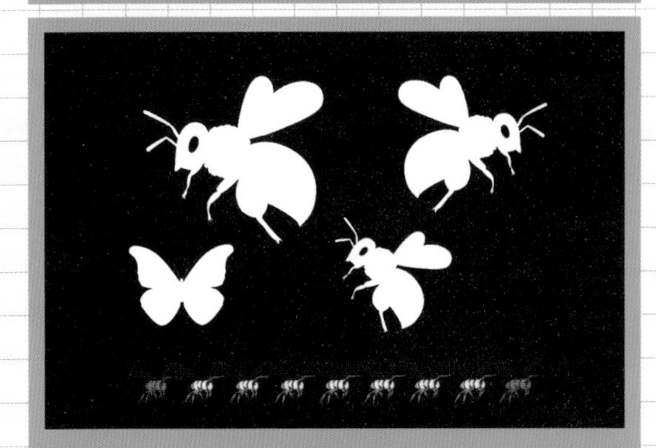

No.28 P40
Beehive
蜜蜂有 3 隻。

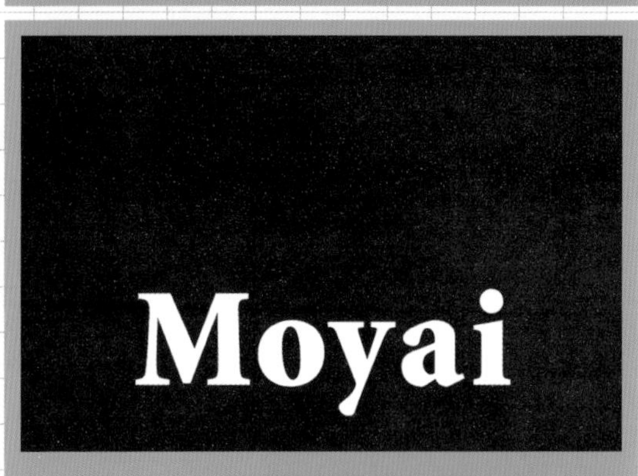

No.29 P41
Easter Island
正確答案是 Moyai（摩艾像）。

譯註：位於 JR 澀谷車站南口一尊復活島摩艾像，是為了紀念新島劃入東京行政區 100 周年所設置。

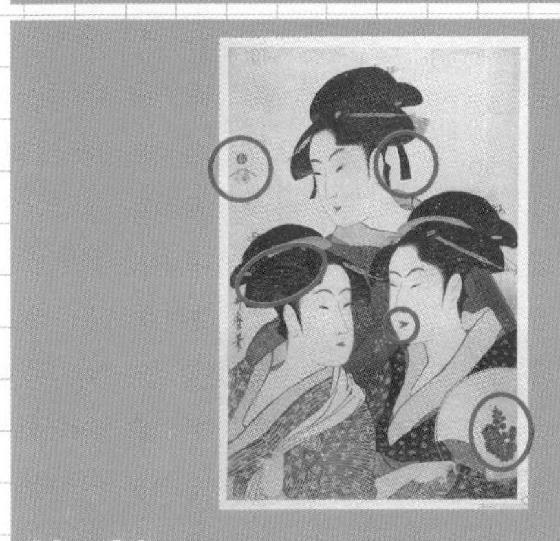

No.30 P42
寛政三美人
圖像 B 是真跡。

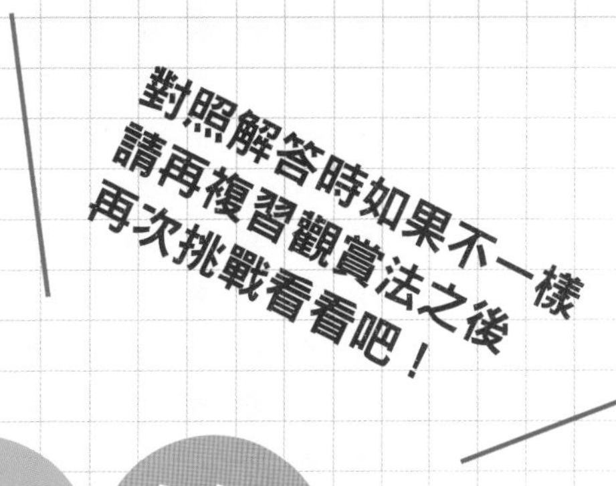

看見突出的圖像了嗎？

PROFILE

監修者簡歷

栗田昌裕

昭和26年(西元1951)生於日本愛知縣。畢業於東京大學理學院。在同所大學修完碩士課程（專攻數學）、後畢業於醫學院。留學美國加州大學。醫學博士及藥學博士。現在是群馬パース大学（設立在日本群馬縣高崎市的私立大學，英文名稱是：Gumma Paz College）校長、SRS研究所所長、兼任東大醫院內科醫師（專長為臨床醫學）。為日本文部科學大臣管轄的生涯學習開發財團認定的唯一速讀大師。也是「玩轉手指體操（指回し体操）」的創作者。

主要著作為「謎の蝶アサギマダラはなぜ海を渡るのか」（PHP研究所）

「3D写真で目がどんどん良くなる本　アメリカ旅行編」（三笠書房）

「本がいままでの10倍速く読める方法」（三笠書房）

「脳と頭に効く指回し教室」（廣済堂出版）

「記憶力がいままでの10倍よくなる法」（三笠書房）

TITLE

1 分鐘變鷹眼　3D視力回復法

STAFF

出版　瑞昇文化事業股份有限公司
監修　栗田昌裕
譯者　闕韻哲

總編輯　郭湘齡
文字編輯　黃美玉　黃思婷　莊薇熙
美術編輯　朱哲宏
排版　執筆者工作室
製版　明宏彩色照相製版股份有限公司
印刷　桂林彩色印刷股份有限公司
法律顧問　經兆國際法律事務所　黃沛聲律師

戶名　瑞昇文化事業股份有限公司
劃撥帳號　19598343
地址　新北市中和區景平路464巷2弄1-4號
電話　(02)2945-3191
傳真　(02)2945-3190
網址　www.rising-books.com.tw
Mail　resing@ms34.hinet.net

本版日期　2017年7月
定價　180元

國家圖書館出版品預行編目資料

1分鐘變鷹眼3D視力回復法 /
栗田昌裕監修；闕韻哲譯.
-- 初版. -- 新北市：瑞昇文化, 2016.10
48　面；21 x 29　公分

ISBN 978-986-401-126-1(平裝)

1.眼科 2.眼部疾病 3.視力保健

416.7　105017356